王新陆

临证七讲

王新陆 ◇ 著

U0206413

中国健康传媒集团

中国医药科技出版社

内 容 提 要

王新陆教授是我国著名中医内科脑病学专家，他一生致力于中医内科脑病理论与临床研究，见解独到，体会深刻，在脑病的中医治疗方面经验极为丰富。本书共分为七讲，全面反映了王新陆教授的学术水平和临床经验，有较高的启迪和实用价值。

图书在版编目（CIP）数据

王新陆临证七讲 / 王新陆著 . —北京：中国医药科技出版社，2019.9

ISBN 978-7-5214-1198-0

Ⅰ.①王… Ⅱ.①王… Ⅲ.①脑病—中医临床—经验—中国—现代 Ⅳ.① R277.72

中国版本图书馆 CIP 数据核字（2019）第 156837 号

美术编辑　陈君杞
版式设计　也　在

出版　**中国健康传媒集团** | 中国医药科技出版社
地址　北京市海淀区文慧园北路甲 22 号
邮编　100082
电话　发行：010 - 62227427　邮购：010 - 62236938
网址　www.cmstp.com
规格　880 × 1230mm $\frac{1}{32}$
印张　3 $\frac{1}{4}$
字数　61 千字
版次　2019 年 9 月第 1 版
印次　2023 年 8 月第 2 次印刷
印刷　三河市百盛印装有限公司
经销　全国各地新华书店
书号　ISBN 978-7-5214-1198-0
定价　**20.00 元**

获取新书信息、投稿、为图书纠错，请扫码联系我们。

序

　　夫治病欲求覆杯之效，必求良方，而良方之出，则在良医。病情万殊，瞬息百变，应诊斯须，决于俄倾。良医者，仰观俯察，望闻问切，医理精要，药性贯熟，深思远虑，智圆行方，明五运六气之理，洞七情六欲之伤，通阴阳标本之变，晓排兵布阵之机，遣药配方，遂著手成春。临证之道，实为医第一难者矣。

　　予尝求今古名医国手为医之道，皆术有渊源，学有根柢，筑基求悟，孜孜不息。而当今世界，科技昌明，诸事迅捷，变幻无穷，西医发展，日见日新。吾辈传习国医者，也颇受其扰，或应对不暇，心浮气躁；或随波逐流，非中非西。思求经旨，析微阐奥者鲜矣；及推敲琢磨，神悟妙契者，则更寡矣。中医疗效，渐行渐弱，长此以往，病患有尚须中医者乎？故有识者疾呼"后继乏人"！每念及此，唯扼腕而叹也。

　　戊戌夏月，吾邀志同道合学友十余人，弟子数十人，相聚于烟台芝罘仙境，蓝天白云，红墙绿树，涛声倾耳，浪拍岩壑。远离尘嚣，以求身置繁冗纷纭之外，有静悟医道之时。使一众热运行中人，有冷思考之机，研习临证之道、临证之术、临证之得，承传统而增技艺，慎医道而彰疗效。

　　明代大儒王阳明有言，"知是行之始，行是知之成""一念发动处即是行"。康乾名医徐灵胎则曰："仲景之方，犹百钧之弩也，如其中的，一举贯革；如不中的，弓劲矢疾，去的弥远。"故知行合一，必止于至善，否则便"去的弥远"。为医必有始有成，方可为有德、有道、有术之良医也。

　　余习岐黄入杏林，已近五十载，实为三生有幸。虽生而愚钝，却铭记前人"书不可以一日不读"之明训，数十年且学且思。临证中，细察盈亏虚实之变，选方择药，如履薄冰，力求损益盈虚能与时偕行，不敢有丝毫懈怠。偶有所思，则录之于册，数十年来，聚沙成塔，集腋成裘，成"临证一讲六步"。逢此嘉会，就教于各位同仁及弟子。后经录音整理勒成一册，欲付梨枣，更名为《临证七讲》，不揣愚陋，呈于医林同道。若能有所启迪或裨益，岂非大幸与？寥寥数语，是为序。

王新陆

于己亥春月

目 录

今天讲课回到几十年前的水平，没有PPT，没有多媒体，什么都没有，只是我来讲，大家听，凡是觉得感兴趣的地方，你就尽量把它记下来，以后可以随时翻看，仔细揣摩；不感兴趣的地方，你就可以打盹儿，可以天马行空地神游，不用听；也可以随时举手提问，大家来讨论。

我今天主要给大家讲中医临床的过程。这个过程包括了临证思维和临证需要实施的具体步骤。思维的问题有普遍指导意义，而后边的临证步骤就是我个人的一点体会。但是前面的临证思维肯定是放之四海而皆准的，你只要是个医生，就必须这么考虑；你不想当医生，而是去做生意，那就另当别论了。

其实这些内容我以前在不同场合零零散散都讲过，但是没有把它放到一起串讲。现在串讲的目的是什么呢？是因为在第四次优才培训期间，有一些同学要拜我当老师，他们几十个人来自全国各地，千里迢迢来到山东听我讲课，以后再来找我或听课的机会可能不多，这是一个原因。第二个原因就是为了我的学生，他们尽管都跟我读过研究生，系统地听我讲过课，但我最后一批研究生毕业是2009年的夏天，到现在已经是将近10年的时间了。我的很多学生还一直跟我有联系，探讨一些学术的或者临床的问题，有些还和我在一起工作，我觉得我有一个非常重要的义务，就是要对我的研究生们有一个交代，要把他们毕业以后的这些年我思考的问题，给大家系统地讲一讲。因为我是个临床医生，更多考虑的是治病救人，是一些临证问题，所以我把这些内容总结为临证七讲，也可以叫做一讲六步，就是先讲个总概念、总纲，谈谈临证思维问题，之后又有六个临证的具体步骤。希望对大家的临床工作有所启迪。

第一讲

疗效为重，思维先行

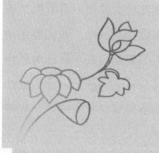

中医要生存，要发扬光大，一定是要靠临床疗效。

大约是在 20 年以前，1998 年，永炎老师让我去杭州参加中华中医药学会内科分会的年会。我说我没有投稿，也没有想去参加。他说我就是邀请你过来，在大会上讲一下，给你 20 分钟。在永炎老师主持的大会上，20 分钟已经很多了。我在这 20 分钟里主要讲的就是，中医没有疗效是不行的，中医不能分科，更不能分科太细。我当时的认知是：中医应该有全科思维，有全科医基础，中医不能分科，分科就扼杀了中医自身，我们如果跟着西医亦步亦趋，临床科室越分越细，就把真正的中医给消灭了；中医想生存，想发扬光大，唯一自救的途径就是提高临床疗效。

我说这些是有依据的，中医自古以来就是全科医，大家看看扁鹊就知道了，《史记·扁鹊仓公列传》记载，扁鹊"过邯郸，闻贵妇人，即为带下医；过雒阳，闻周人爱老人，即为耳目痹医；来入咸阳，闻秦人爱小儿，即为小儿医。随俗为变。""随俗为变"是关键，扁鹊什么病都能看，也什么病都会看。其实在座的各位医生，很多也是很好的全科医，特别是我有些学生我很了解，虽然是大医院某个专科的医生，但他从来没有说只看自己这一个科的病，而是什么病都在看，神经内科的医生看不孕症也很多，有不看的病吗？中医就是全科医。我们要主动去认识这个问题，不要把自己的思想给禁锢起来。临证时思路要放开，要知道我们有全科思维，有全科医的能力，什么病都能看，而且疗效很好。你挑我的刺儿不要紧，我有疗效，我的疗效很好，你是不是感到很悲伤？

我在学校的时候经常说，我们很多老师有经验，没有学术——有临床经验，没有学术思想；有专家没有大家——有很多精通某一学科的专家，但缺乏自成理论体系的大家。没有学术思想就没有中医的发展，没有大家也不会有中医的发展。只靠经验和专家是不够的，我们要有一批国医大师，这才是真正的大家，他们扛着中医大旗我们跟着走。我们要有一批学术思想。我曾跟我的学生说，你们最放心的就是可以随便写论文，绝对不会有人说是抄袭。你去查吧，我们全是新的，新提法、新观点、新思路、新方法、新用途。中医要认真传承才会有自我，不断创新才会有发展。所以很长时间以来我就有个想法，想搞一个讲习班之类的给大家讲一讲这些问题，我还曾想退休后搞个书院，天天和大家讲、漫谈、讨论，谁愿听谁听，而且我们不收费、不做商业炒作，只要能继承先贤之绝学，能造就一批名医，能多惠及一些病人就很好，要钱做什么？现代人有一个佛系理论，古人说这叫福报。

我认为目前好的中医少，主要是缺乏了中医的思维和中医的方法。当然，这不能完全怪我们。为什么？因为现在这个时代不一样了，科技发展了，社会结构变化了，我们已经从农耕经济、工业经济的时代到了第四次浪潮以后的网络经济、智能经济的时代。如果我们还用以前的那套办法、那种思维模式来看现在，已经完全不适合了。这就给我们提出了一个要求，我们怎么来看现代的中医？中医应该发展到一个怎样的方向上去？这是我近些年思考比较多的一个问题，也是今天想跟大家谈到的一个问题。

有的同学问我说，老师你的学术思想是什么？其实非常难以用一句话来概括一个人的学术思想。学术是一个系统，是一个整体，是一个体系。我今天要从早晨 8 点到下午 5 点，用一天的时间来讲课，为什么呢？就是避免大家在听的过程中间出现思维断裂，认知出现碎片化。现代社会获得知识的途径非常便捷，但同时也有一个弊端，就是知识碎片化。信息都在网上，我们随时用手机、用电脑都可以获得，查任何一个问题都可以查到，但这也导致我们缺乏主动思考，缺乏理论的系统性，结果就造成思想不系统，理论不完备，没有一个完善的知识体系。知识体系有残缺的时候，就会出现很多很多问题，比如考虑问题不符合逻辑，不能前后呼应，不能保持逻辑的一贯性，违背逻辑的排中律，自相矛盾。所以我们要保持知识的系统性，必须要有完整的学术体系。

在中医理论体系里，很多都是模糊的概念，不能把它确定下来，难以认定到底是怎么回事。中医很多东西没有形态学的基础，比如经络，比如气；而且不能量化，气虚和阳气亢盛，能量化吗？中国人做菜，盐少许，酱油少许，葱、姜、蒜适量爆锅，火候适宜，菜谱上都这么写。可是西方人做菜呢？肯德基，60 克的鸡中翅，170℃的油温，7 分钟捞出来。所有肯德基连锁店都是如此。它每一步都是追求精确标准的，而中国菜没有具体的指标可以依据。那么靠的是什么？是经验。我们做出来的菜味道比肯德基好，我们做的鸡翅比肯德基的炸鸡翅好，这是为什么？是中国特色，中国人的饮食习惯，中国人的烹调经验。

中医也是如此。中医怎么来反映事物的本质？中医到底是什么？这要有一个概念。人的思维应该是严谨的、科学的、符合逻辑的，而中医的缺陷就恰恰在这些方面，所以有人说中医是不科学的，但他恰恰看走眼了。如果说中医学不严谨，我毫无疑义，但说它不科学就谬之千里了，有这样论断的人，不懂什么叫科学。而用不严谨来打击中医是没有丝毫意义的。"中医不严谨，什么都是差不多、合适，而西医不是，白细胞正常值就是（4~10）× 10^9/L"，这样的论断可以休矣！白细胞 $10.1 × 10^9$/L 就是炎症吗？ $3.9 × 10^9$/L 就是白细胞降低吗？指标只是个约数，它叫做"正常值"，但也叫做"参考值"，是包括绝大多数正常人的人体形态、功能和代谢产物等各种生理及生化指标常数。由于个体存在差异，生物医学数据并不是常数，而是在一定范围内波动，所以采用医学参考值范围作为判定正常还是异常的参考标准。注意，是参考值和参考标准，它和我们的"大约"恰好是一模一样的，不过它量化了。而中医的最大的问题就是没有量化。

什么是科学？科学有两种，一种是发现，一种是发明。牛顿发现了地心引力，爱因斯坦发现了相对论原理，霍金发现了宇宙爆炸……这是发现，是基础理论。再一个就是发明，贝尔发明了电话、斯蒂芬·格雷发明了电线、爱迪生发明了电灯……这叫发明。发明和发现共同构成了科学。中医的贡献主要是发现，同时也有发明。我们的祖先发现了经络，人体有十二正经还有奇经八脉；发现了人体各个器官的功能及其之间的高度相关性，比如心之官则思，肾开窍于耳，肺与大肠相表里等等。现代科学在不断地证明，我们祖先的这些发现是准确的，是好的，是对的。这就是我们的发现。发现不一定能说明是什么原因，不一定能说明为什么，但是发现了这种现象，这是中医最大的特色，也是中医对人类不可磨灭的贡献。而用砭石、九针对身体进行调节和防治疾病，就是货真价实的发明了。

中医讲疗效，往往用效若桴鼓、覆杯而愈来形容，说明治疗时间短，治疗效果好。效若桴鼓，意思是说治疗的效果像拿起鼓槌打鼓一样，一敲就响，立竿见影，说明我们的药开得很好，非常对症，马上就有效果。有人嘲笑说哪有这种事？但牙痛的病人中药喝进去，一会儿就不牙痛了，是毋庸置疑的事实。再说针灸，胃痛得厉害，胃痉挛，针扎下去立时就不疼了，这不就是效若桴鼓吗？但是我们难以用数据说明这些问题。

这些问题其实都和中医的概念有关系。中医的概念怎么界定？这个问题一直也没有个明确说法。1998年我到学校工作的时候，把研究中医基础理论的各位老师都请来，请教到底什么是中医？中医有明确的概念吗？10年前我在"百家讲坛"讲过什么是中医。"中医"的提法到现在不到200年。在有些电视剧里，秦始皇都在说找个中医来给我看看病。难道秦始皇准备找西医没找到，要找个中医看看病？这些编剧真的是太缺乏文化常识了。公元80年成书的《汉书·艺文志》确实有记载说："谚语曰：有病不治，常得中医。"谚语是广泛流传于民间言简意赅的口头成语，这里的"中"，发音应该是四声，和"一语中的"的"中"一样，"中医"，是恰好病好了的意思，和现代语义的"中医"大相径庭，根本不是一回事儿。现代语义的"中医"，是和"西医"相对而言的，指称中国固有的传统医学，它的出现距离现在大约只有160年的时间。我专门考证过，一位来自英国的传教士，他的名字叫Benjamin Hobson,

1857 年在上海编译出版《西医略论》，书中使用"中医"二字与"西医"对称。二十几年后的 1884 年，唐容川在《中西汇通医经精义》一书中写了"西医亦有所长，中医岂无所短"。因为当时国人都排斥西医，唐容川说了一句很公道的话，你们不要以为西医不行，西医还是有好处的；你们也不要以为中医什么都行，中医也有不好的地方。那时候中国人根本不接受西医，可是现在这话就倒过来了，我说西医有所短、中医有所长，要把这个话改过来说。

那么中医学究竟是什么？1998 年我提出来，中医学有双重属性，中医学是人文科学和自然科学完美结合的临床医学科学。我认为它是科学。20 年以后的现在大家再看，现代医学的定义就是自然科学和人文科学的结合，返璞归真。再复杂的事，也要走回去，回到远古，回到我们的先祖对医学的看法上。所以中医在很多地方是很先进的，有很多的发现，它的整体属性是科学的。现在很多中医在和西医对话的时候越讲越往后退，越畏缩，越气馁，觉得底气不足，这种现象本不应该产生。

我提出中医学的概念是，中国古代自然科学与人文科学完美结合的临床医学科学。为什么我加"临床"二字？是强调中医的临床效能。西医的基础理论来自于实验室，但中医的基础理论并不是来自于实验室，而来自于临床。大家仔细想一想，金元四大家是因为临床而确定了各自的理论吧？张仲景的六经辨证也是因为临床而确定了他的理论，后面我给大家讲脉学，讲仲景脉学，你们就知道什么是真正的脉学。而西医的基础理论是通过实验室获得的，它把血细胞分成红细胞、白细胞、血小板，白细胞是什么？有吞噬作用，能穿过毛细血管壁，集中到病菌入侵部位，把病菌包围后吞噬；红细胞是什么？主要功能是运送氧；血小板的作用是止血。这就构成了西医关于血液成分和功能的基础理论。西医的临床医生不需要发现基础理论，而是依据基础理论诊治病人就可以了。中医的临床医生要思考，要知道其中的道理，然后才会丰富中医基础理论。汗吐下三法该尽治病诠、阳常有余阴常不足、脾为后天之本等等，都是临床医生提出来的。王清任是临床医生，李东垣是临床医生，张仲景也是临床医生。包括我提出来的血浊论、脑血辨证，同样都是临床医生提出来的。

所以中医的思维和西医是不一样的。思维是人的大脑对外界感知的一个认识过程。思维有好几百种，但是本质只有一个，就是人的大脑对外界感知的认识。不仅仅人类有思维，海豚、大象、猴子、老鼠也都有思维，它们对外界的认知能力也非常强。所有的动物思维都和人的思维一样，形成一个结果，就是来应对外界，对外界刺激做出相应的反应，这个是共同的。但是在思维的过程中，人类是最伟大的，人类的思维是最缜密的，只有人类才会千思百虑，才会深思熟虑。所以人类主宰了世界。

我们常见的思维方式很多，比如说综合思维、分析思维、比较思维、分类思维、抽象思维、概括思维、逻辑思维、形象思维、跳跃思维、奔腾思维、创新思维、求解思维、演绎思维、决断思维、批判思维、归纳思维、发散思维、线性思维等等，数一可十，数十可百，数百可千，如此推下去，无穷无尽，你也可以编出一种思维来。但是如此众多的思维方式只能导致两种结果，好的思维方式决定了你可以事半功倍；坏的思维方式决定了你必然事倍功半，这就是思维的重要性。

中西医的思维方式不同。西医看病，看人生的病，从不同的患病人群里找疾病的共性，不管你多大年龄，不管你是男是女，找出共性来，给这个病起个名字，然后就解剖，看患病组织学变化，然后会发现这个病的病理特点，并尽可能地去探究病因，暂时找不到确切病因就说病因不明。在我们知道的疾病里，病因不明确的，在神经内科、心血管内科、泌尿科……所有科里都有，真是太多太多了。总而言之，西医从不同人所罹患的疾病中寻找共性，来确定一个疾病。中医却不同，中医是看生了病的人，关注点在人，不管你生的什么病，要找患病之人的共性。比如气虚，这一群人都气虚，不管是什么病，先天不足、营养不良、年老体弱、久病未愈、手术之后、过度疲劳……都可能是气虚，都可以补气。

西医探究的是人生的病，中医琢磨的是生病的人。中医在人中间找共性，西医在病中间找共性，那么现在最好的医生是怎样的？就是把这两个共性放一起考量。既研究生病的人，又探求人生的病，不就是最好、最高明的医生了吗？谁也比不了。现在的好医生基本上都是走的这条路子，比如中国肝胆外科之父——吴孟超院士，就是典型的代表。

一个关注点在整体，一个关注点在个体，这就是中西医的差异。中西医差异有多大？就这么一点儿。大家去听听所有专家讲中西医的差异，有超越这一点的吗？中医就是看生病的人，从病人中间找共性。这一群人是阴虚，就一定要滋阴；这群人是阳虚，就一定要温阳。西医是在找病的共性，得了个什么病，只要确诊了，就可以开始治疗了。

我们现在做医生，明确诊断和有效治疗是两个概念，明确诊断不一定可以有效治疗，有效治疗的病能不能明确诊断也不一定。思维得当可以造就很多好的医生，思维不当也限制了很多好医生的产生。中医是土壤里生长出来的庄稼，西医是工厂里生产出来的产品。学好西医有四要素，要有国外留学经历、要在大医院工作、要有名师、要有临床经验。学好中医也要有四要素，要有坚实的中国传统文化基础、要有大量的临床实践、要有好的老师、要有悟性，所以做一名好的中医很难。

我曾经跟学生们说，你们要比学习西医的学生承受更大的压力，因为要多学很多门功课，所以要比他们艰辛，但如果坚持下来，以后你们的专业水平会比他们高。为什么？因为你们要有两种思维，而且两种思维要随时切换，要融会贯通，一个西医一个中医，两种思维、两种诊断、两种治疗方法要融于一体，要形成中国特色的临床医学。要形成这样的思维方式，需要掌握广博的知识，这个过程任重而道远。

医学知识最大的特点就是体量大，拥有海量信息，知识点繁多。世界上正在危害着我们健康的疾病，大约有五六万种，这么多种疾病涉及的是多大的知识量？

西医学的生理学、生物化学、微生物学、寄生虫学、胚胎学、基因学、解剖学、遗传学、病理学、病理生理学、药理学、组织学、诊断学等等，还有应用化学、应用物理学、分子生物学……更遑论内、外、妇、儿等临床课程。西医学认为，人之所以会生病，其原因大致有物理因素、营养因素、遗传因素、外界因素、免疫因素等。外界因素很简单，就是一虫一毒两菌三体，一虫是寄生虫；一毒是病毒；两菌，一个是真菌，一个是细菌；还有三体，支原体、衣原体、螺旋体，但这就导致产生了成百上千乃至上万种疾病。这个知识体系真的是太庞大了。

中医学呢，更是繁杂，无数的中药、无数的方剂，汗牛充栋的医籍，阴阳五行、《易经》《内经》《难经》，浩如烟海，哪一个不值得我们用毕生精力去学习、去揣摩？不熟读《内经》做不好医生，不懂《易经》要做好的医生恐怕也难；对中药不能了如指掌会寸步难行，对方剂不能烂熟于心也是举步维艰。不懂这个也难，不懂那个也难，要当医生，就得好好学习，用毕生的精力去学习。

医学知识的第二个特点就是深奥。医学是世界上最深奥的学科，是最不可解的，人类对自然的认知远远比对自身的认知多得多。人类认知最浅薄的就是自身，对自然界、对宇宙都了解，但不了解自身。

人类这一生命科学是最复杂的。有小偷说，警察在后面抓他，前面有两米多宽的沟，他一跳就过去了。那么宽的沟，平常他是绝对跳不过去的。这是为什么？应激反应，是怎样的一个机制？很复杂，搞不清楚。你们到精神病院看过没有？空气枕，把病人头部抬高，做出好似枕着枕头躺的姿势，放开手，他还在那里斜躺着，像枕着枕头一样。他可以维持不动很长时间。你回家试试，恐怕坚持一分钟、两分钟都难，但精神病人可以维持很长时间。这属于意志行为障碍中的精神运动型抑制，专业术语叫做蜡样屈曲，flexibilitas cerea，表现为木僵状态，肢体任人摆布，即使一个很不自然的姿势，也能保持很长时间而不主动改变，就像蜡人一样。他的力量是从哪里来的？不知道。关于人体自身，我们未知的地方太多了。

医学知识，很多东西都是未解的。中医理论说肾开窍于耳，现代科学已经基本验证了肾和耳是有关系的。我们再看神经，从1665年列文虎克（Antony van Leeuwenhoek）发明了显微镜以后，人类就发现了神经纤维，那么神经的传递呢？1932年英国人谢林顿（Charles Scott Sherrington）和艾德里安（Edgar Douglas Adrian）获得诺贝尔生理学或医学奖，因为发现神经细胞活动的机制；1936年这个含金量最高的奖项颁给了英国人戴尔（Henry Hallett Dale）和勒韦（Otto Loewi），他们发现了神经冲动的化学传递。再到1997年诺贝尔化学奖颁给了丹麦生物化学家斯库（Jens C. Skou），他因为发现钠钾泵而获奖，钠钾泵又称钠钾ATP酶，是一种能把钠离子和钾离子穿过细胞膜的酶，对神经和肌肉的正常运作至关重要。从17世纪到20世纪，跨度长达300年时间，西医学从发现神经纤维，到了解神经传递，经历了300余年，所以人体是非常复杂的。

2014年的诺贝尔医学奖得主约翰·欧基夫（John O'Keefe）等，发现了构建大脑定位系统的细胞——GPS细胞。在此之前的2002年，我在中国台湾讲课，有人问我经络是什么？我说经络是一个网络系统，这个网络系统在大脑里有定位指挥系统。12年以后，西方认定大脑有一个定位系统。我们如何知道自己在哪里？我们怎样从一个地方找到另一个地方？GPS细胞可以指导我们空间定位，GPS细胞的发现为更高级的认知功能提供了细胞基础。这是否可以解释自身定位问题呢？幻肢痛大家知道吧？有患者截肢以后，会感觉已经截除的肢体依然存在，并有剧烈疼痛。病人会告诉医生，我的脚趾疼，疼得很厉害。医生说你的脚已经没有了，你连小腿都没有了，哪来的脚趾？脚趾在哪儿？他有脚趾，他的脚趾在大脑里，长期来自神经末梢的感觉刺激已经在大脑皮质形成体象，肢体突然消失，但体象并没有从中枢系统消失，大脑有个定位系统，这个系统没有破坏，仍然存在，所以他还会感到脚趾疼痛。

2017 年诺贝尔生理学或医学奖颁给了"生物钟"。三位美国科学家，纽约洛克菲勒大学的迈克尔·杨（Michael Young）、缅因大学的杰弗里·霍尔（Jeffrey C. Hall）和波士顿布兰迪斯大学的迈克尔·罗斯巴什（Michael Rosbash），因为在生物昼夜节律控制分子机制方面的卓越工作而获奖。中医学在 3000 年以前就告诉我们要睡子午觉，不要熬夜，熬夜对身体不好。夜深了，工作要放一放，玩游戏、吃夜宵、看电影，这都不好。中医讲究天人相应，《素问·宝命全形论》说："人以天地之气生，四时之法成。"如果逆天而行，就会受到惩罚。这是不是生物钟？所以我跟你们讲，中医发现的很多东西，迟早会得到科学的认证。

医学知识还有一个很重要的特点，就是更新快。在 2016 年举行的一次媒体交流会上，爱思唯尔（Elsevier）大中华区总裁披露了一组数据。在不久的将来，2020 年，医学知识量翻一倍所需要的时间只有 73 天！而在 1950 年，医学知识翻倍的时间长达 50 年；在 1980 年，需要 7 年；在 2010 年，医学知识翻一倍还需要 3.5 年的时间。作为拥有包括《柳叶刀》《细胞》等知名学术期刊的出版巨头，爱思唯尔掌握的医学统计数据一直备受各方瞩目。医学科学发展得非常快，医学知识量飞速增长，也就需要我们尽可能快速地更新自己的知识库，这样我们才会对疾病的了解越来越到位。

再一个就是医学科学和人文科学的相关性非常密切。社会环境对人体也有很大影响。所以就需要大家不但要有高智商、高情商，还要有很好的学商。要会学习，要善于学习，要抓住任何一个学习的机会；要善于观察，善于记忆，善于分析，培养良好的习惯。只有这样才能形成完善的医学思维方式。

中医思维方式还有一个特殊之处，就是中医没有疾病学。我曾经跟一些老先生讲这个观点，老先生们都不以为然，说百合病不是病吗？六经病不是病吗？狐惑不是病吗？我说首先我们要确定什么叫疾病学，任何一个事物都要界定，要用规范的概念来界定它。疾病学包含疾病的名称、疾病的流行病学、疾病的生理病理基础、疾病的演变过程和预后、疾病的诊断和鉴别诊断，以及疾病的治疗等等，这是疾病学。它要有生理学、病理学、微生物学等作为基础。所以我说西医有疾病学，中医没有疾病学。

但是，西医有症状学，中医也有症状学。中医的症状学几乎就和中医的疾病混为一谈。比如有病人主诉头痛，说是受风受寒导致的，医生给的诊断也是头痛，后面还有一个括号：风寒型。头痛是中医诊断名称，风寒是证候，是辨证的结果。西医诊断有头痛吗？有。但它一定会给你找出个具体的疾病来。蛛网膜下腔出血、高血压、低颅压综合征、鼻窦炎、慢性每日头痛，等等等等。即使暂时搞不清楚，也会写个头痛原因待查，但最终要有一个最确切的病名。中医没有。中医大多是根据症状诊断，所以中医没有疾病学，但它的症状学内容给我们增加了更多学习、了解的范围和空间。

如果忽略了中医的症状学，就当不了好医生。而症状学从哪里来？四诊。尤其是问诊，非常重要。张景岳有个"十问歌"，后来经过陈修园修订，流传至今，对我们临床问诊很有帮助。但现在有些医生最大的问题是，没有十问，而是问都不问。哪里不舒服？头痛，然后就开始用药了。这能行吗？病人大便怎样？便秘还是便溏？是否出汗？盗汗还是自汗？食欲如何？消谷善饥还是腹胀纳呆？睡觉怎么样？安然入眠还是多梦易惊？这都和我们治疗头痛的用药选择密切相关。怎么能不认真问诊呢？如果我是个西医，我只要知道头痛的明确诊断就可以了，偏头痛，用酚咖片、用布洛芬，很严重？那用麦角胺咖啡因吧。颞动脉炎导致？那需要用糖皮质激素了。不用管其他诸如饮食、大小便、睡眠、出汗等等情况，根据诊断用药就行。但是中医没有疾病学，症状学就是我们唯一的依据，所以更为重要。不把症状搞明白，就一定会出错。而有些医生不问诊、不看舌、也不诊脉，只拿西医的诊断看一下，或者是没有西医的诊断，简单问个症状就开始用药，这背离了中医用药的基本规律与根本原则，是很危险的。

所以，中医的明确诊断和西医的明确诊断是不一样的。中医的明确诊断一定是把这个症状搞得非常清楚，辨出一个准确的证候；西医的明确诊断就是把疾病搞得非常清楚，给出一个确切的病名。中医的证候决定了治疗原则，西医的疾病决定了治疗原则。这就是我最开始给大家讲的，治疗重点在什么地方，一个是看人，一个是看病，这是中西医思维相异的关键。

其实我们的思维方式有很多，你要有逻辑思维，要有模块对照思维，有拼图思维、相似性思维、减法思维、排除法思维等等。鉴别诊断就是为了排除一些疾病，就是排除法。诊断标准就是板块，记住了就会在大脑里形成一个固定板块，看到的病人和这个板块重叠，就可以作出初步诊断。这些应该是对一个医生最基本的要求，要有良好的思维模式，这是我讲的第一个问题。

第二讲

必先岁气，无伐天和

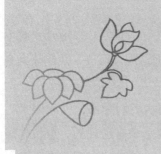

接下来，我们要讲的就是临床诊疗疾病的具体过程，在这个过程中，首先就是"必先岁气，无伐天和"。

"必先岁气，无伐天和"，出自《素问·五常政大论》。说的是治病时首先应该明确主岁之气，不可以对抗天气与人气相应的规律。《类经》有注说："五运有纪，六气有序，四时有令，阴阳有节，皆岁气也。人气应之以生长收藏，即天和也。"

医生一旦在门诊坐下来，就要马上心平气和，安神定志，进入状态，这时你首先就要想到现在是在什么节气中，这个节气的气候特点如何。比如今天是 8 月 7 号，恰逢立秋，"一候凉风至，二候白露生，三候寒蝉鸣"，立秋以后早晚就会凉，就不会那么燥热了。要知道人是在天地之间生存的，所以首先就是"必先岁气，无伐天和"，这是第一条。好医生必须要对运气学说、对气候、对季节、对所在的地域有所了解。比如我到香港去给人看病，坐下之后，首先想的就是我现在是在香港，而不是在山东，香港的气候特点和山东是不一样的。要知道天地人之间的关系，这是看病的第一件事。我们注意了这一条以后，就会发现看病的水平提高了很多，和以前不在一个层面了，因为脑子多了一根弦，这根弦就是在什么时间、什么地点、给一个怎样的人群看病。

古人讲"知时变则不庸，晓运气可明理"。知道时变就不是个庸医，知道运气就知道了疾病的道理。所以，我建议大家好好看看五运六气学说。因为气候对人的影响是很重要的。世界卫生组织认定的影响人类寿命的六大因素中，气候因素占7%。这就说明中医学的天人合一观念是有道理的，想长寿想健康，就必须考虑到运气。所以我们在看病的时候，天人合一不能忘。天地人三才，人在天地之间，必然受到地气的影响、天气的影响，这个一定要牢记。

《周易·文言传》说："夫大人者，与天地合其德，与日月合其明，与四时合其序，与鬼神合其吉凶。"什么叫"大人"？"大人"是什么呢？就是君子，是好人，是对你有帮助的人。乾卦第一爻，"潜龙勿用"；第二爻，"见龙在田，利见大人"，就要见大人了，见到他了，对你的业务水平有提高，对你的为人处事有帮助，这就叫利见大人；到第五爻，"飞龙在天，利见大人"，还要见大人，要有人提醒你，你看似了不起，但还要去学习。大人要怎样呢？"与天地合其德，与日月合其明，与四时合其序。"要与天地的功德相契合，要与日月的光明相契合，要与春、夏、秋、冬四时的时序相契合，太阳出来就醒，月亮出来就睡，天冷了就多穿，天热了就少穿，这就是大人。"与鬼神合其吉凶"，这一句话更有深意。"先天而天弗违，后天而奉天时"，天，就是天时、天道，指自然规律。"先天"，指人的行为先于自然规律；"后天"，就是行为后于自然规律。"违"是违背，"奉"是奉行。走得快了，你不要违背自然规律；走得慢了，你要跟着天时的运转来奉行自然规律。就是说你不论快和慢都要顺其时，顺其势。这个时候，"天且弗违，而况鬼神乎？"连天地都不违，当然就可以"与鬼神合其吉凶"，就没有任何凶险了。这段话是解释乾卦的。龙经过了潜、在田、夕惕、跃，已磨炼成有德之君，他掌握了"天道"和"人道"，知道一切行为都要按客观规律办事，而且能运用自如。他的思想和行为有时可能超越自然规律，有时又可能落后于自然规律，但都是"奉天时"——不违背规律，所以"天弗违"——上天是不会怪罪和惩罚的。朱熹在《周易本义》中说:"先天不违,谓意之所为默于道契。后天、奉天,谓知理如是,奉而行之。"此说极是!那么我们作为一个医生,它还告诉你"与鬼神合吉凶"是为什么呢?这不但是讲"大人"的这一种德行,而且是告诫我们,在诊治疾病、维护健康过程中,要遵从自然规律。

所以我说,一个好的医生,坐到医院的诊室,就要安心定志,凝神静气,专心诊病,对运气、对季节气候有所关注,首先要想着今天是立秋,烟台这个地方现在还很热,暑气未消,"一叶梧桐一报秋,稻花田里话丰收。虽非盛夏还伏虎,更有寒蝉唱不休",今年的中伏是 20 天,这是作为医生一定要知道的。每年入伏的时间不固定,中伏的长短也不相同,你可以查历书,也可以用"夏至三庚"来计算,也就是从夏至开始,依照干支纪日的排列,第 3 个庚日为初伏,第 4 个庚日为中伏,立秋后第 1 个庚日为末伏。夏至和立秋之间出现 4 个庚日,中伏就是 10 天;出现 5 个庚日,中伏就是 20 天。今年的中伏就是 20 天,那么这几天还是会很热,秋老虎的威风尚在,很大的一个问题就是暑气未消,用药就要注意继续清暑热。所以说要知道天地之间的事。然后你再想,这个时候的用药特点是什么?"用寒远寒,用凉远凉,用温远温,用热远热",《素问·六元正纪大论》里说的,这是准则,老祖宗的教诲不能忘。热大,用热药一定要注意,这叫慎重。不是说不用,《素问·六元正纪大论》说"有故无殒,亦无殒也",需要使用的时候完全可以用,但是我们要经过充分的考虑,缜密的思索。有的医生一张处方 50 味中药,每一味药 30 克,一次开出 28 剂,他想过这些吗？应该是没有。这样的医生不知道什么叫寒热温凉，更不知道用药要应于天地，以为功效相同的药物堆砌起来、一直吃下去就行了，这怎么能行呢？所以要想做一个好的医生，要提高疗效，就得静下心来，坐下多读些书，看病的时候，思维要缜密，不仅要考虑面前的病人，还要考虑天地之间的事情。气候是在变化的，它对人体的影响也是有变化的，我们在用药的时候，就应该注意"与四时合其序"。

"与四时合其序"，才能"与万物浮沉于生长之门"，所以学习五运六气非常重要。《素问·四气调神大论》说："圣人春夏养阳，秋冬养阴，以从其根，故与万物沉浮于生长之门。逆其根，则伐其本，坏其真矣。故阴阳四时者，万物之终始也，死生之本也，逆之则灾害生，从之则苛疾不起，是谓得道。道者，圣人行之，愚者佩之。"《素问·五常政大论》还说："化不可代，时不可违"；"养之和之，静以待时"；"无代化，无违时，必养必和，待其来复"。阴阳四时是万物的终始，是盛衰存亡的根本，对四时的变化规律，只能去适应它，利用它，不能违背它，代替它，这是符合科学道理的。因此，我们必须要懂得五运六气的基本常识，了解各种自然变化规律，适应这些规律，遵从这些规律，要做"圣人"，不要做"愚者"。

五运，就是木运、火运、土运、金运、水运，用来推测每年岁运和五个季节的气候变化、物候变化和疾病的流行规律。六气，就是风、热、火、湿、燥、寒，用来推测每年六个时节的气候、物候变化，以及疾病的流行规律。五运是形成气候变化的地面因素，六气是形成气候变化的空间因素。五运和六气相结合，可以综合分析和预测每年气候、物候变化和疾病流行的一般规律，推测气候变化和疾病流行的异常变化。对临床医生来说，可以为预防疾病流行，以及临床辨证治疗提供理论依据。

　　五运，我们要懂得岁运、主运、客运。岁运是说明全年气候特征、物候变化以及疾病规律；主运是说明一年五季正常气候变化；客运是说明一年五季异常气候变化。六气，我们要明白主气、客气、客主加临。主气用以测气候之常；客气用以测气候之变；客主加临是把主气和客气结合起来，综合分析气候变化。不仅如此，我们还要把五运和六气综合在一起分析，要搞清楚什么是运气同化、什么是运气异化，什么是平气之年。

　　下面是六十甲子的运气同化表（表1）。除了这26个运气同化的年份外，还有34个属于运气异化的年份，大家可以根据运和气的五行生克关系来测定运盛气衰还是气盛运衰。

表1　六十甲子运气同化表

甲子	乙丑	丙寅	丁卯	戊辰	己巳	庚午	辛未	壬申	癸酉
			岁会			同天符	同岁会	同天符	同岁会
甲戌	乙亥	丙子	丁丑	戊寅	己卯	庚辰	辛巳	壬午	癸未
岁会 同天符		岁会		天符					
甲申	乙酉	丙戌	丁亥	戊子	己丑	庚寅	辛卯	壬辰	癸巳
	太乙天符	天符	天符	天符	太乙天符				同岁会
甲午	乙未	丙申	丁酉	戊戌	己亥	庚子	辛丑	壬寅	癸卯
						同天符	同岁会	同天符	同岁会

续表

甲辰	乙巳	丙午	丁未	戊申	己酉	庚戌	辛亥	壬子	癸丑
岁会同天符				天符					
甲寅	乙卯	丙辰	丁巳	戊午	己未	庚申	辛酉	壬戌	癸亥
	天符	天符	天符	太乙天符	太乙天符				同岁会

我们来看看今年，2018 年，干支纪年为戊戌年，火运太过之年，太阳寒水司天，太阴湿土在泉。上半年气候偏冷，下半年雨水偏多、湿气重。虽为火运太过，但得司天之气太阳寒水抑制，所以是一个平气之年。这是说气候，那么我们临床要注意什么？《素问·五常政大论》说："戊戌岁……其化上苦温，中甘和，下甘温，所谓药食宜也。"司天寒化所致宜用苦温，中运热化所致宜用甘和，在泉湿化所致宜用甘温，这就是所谓适宜的药食性味。我们可以根据《素问·五常政大论》的内容，列出下面关于药食宜的表格（表 2）。

表 2　六十甲子药食宜表

纪年		司天	中运	在泉	药食宜		
					司天	中运	在泉
甲子	甲午	少阴君火	太宫土运	阳明燥金	咸寒	苦热	酸温
乙丑	乙未	太阴湿土	少商金运	太阳寒水	苦热	酸和	甘热
丙寅	丙申	少阳相火	太羽水运	厥阴风木	咸寒	咸温	辛凉
丁卯	丁酉	阳明燥金	少角木运	少阴君火	苦小温	辛和	咸寒
戊辰	戊戌	太阳寒水	太徵火运	太阴湿土	苦温	甘和	甘温
己巳	己亥	厥阴风木	少宫土运	少阳相火	辛凉	甘和	咸寒

纪年		司天	中运	在泉	药食宜		
					司天	中运	在泉
庚午	庚子	少阴君火	太商金运	阳明燥金	咸寒	辛温	酸温
辛未	辛丑	太阴湿土	少羽水运	太阳寒水	苦热	苦和	甘热
壬申	壬寅	少阳相火	太角木运	厥阴风木	咸寒	酸和	辛凉
癸酉	癸卯	阳明燥金	少微火运	少阴君火	苦小温	咸温	咸寒
甲戌	甲辰	太阳寒水	太宫土运	太阴湿土	苦热	苦温	苦温
乙亥	乙己	厥阴风木	少商金运	少阳相火	辛凉	酸和	咸寒
丙子	丙午	少阴君火	太羽水运	阳明燥金	咸寒	咸温	酸温
丁丑	丁未	太阴湿土	少角木运	太阳寒水	苦温	辛和	甘热
戊寅	戊申	少阳相火	太微火运	厥阴风木	咸寒	甘和	辛凉
己卯	己酉	阳明燥金	少宫土运	少阴君火	苦小温	甘和	咸寒
庚辰	庚戌	太阳寒水	太商金运	太阴湿土	苦热	辛温	甘热
辛巳	辛亥	厥阴风木	少羽水运	少阳相火	辛凉	苦和	咸寒
壬午	壬子	少阴君火	太角木运	阳明燥金	咸寒	酸和	酸温
癸未	癸丑	太阴湿土	少微火运	太阳寒水	苦温	咸温	甘热
甲申	甲寅	少阳相火	太宫土运	厥阴风木	咸寒	咸和	辛凉
乙酉	乙卯	阳明燥金	少商金运	少阴君火	苦小温	酸和	咸寒
丙戌	丙辰	太阳寒水	太羽水运	太阴湿土	苦热	咸温	甘热
丁亥	丁巳	厥阴风木	少角木运	少阳相火	辛凉	辛和	咸寒
戊子	戊午	少阴君火	太微火运	阳明燥金	咸寒	甘和	酸温
己丑	己未	太阴湿土	少宫土运	太阳寒水	苦热	甘和	甘热
庚寅	庚申	少阳相火	太商金运	厥阴风木	咸寒	辛温	辛凉
辛卯	辛酉	阳明燥金	少羽水运	少阴君火	苦小温	苦和	咸寒
壬辰	壬戌	太阳寒水	太角木运	太阴湿土	苦温	酸和	甘温
癸巳	癸亥	厥阴风木	少微火运	少阳相火	辛凉	咸温	咸寒

王新陆 临证七讲

类似的表格我们还可以做出很多，这些知识都可以从《黄帝内经》中获得。我希望今天在座的每一位医生，你们都要认真读一读《内经》中关于五运六气的论述，天元纪、五运行、六微旨、气交变、五常政、六元正纪、至真要七篇大论。坐在诊桌前，面对病人的时候，都要考虑到运气。我并不是要你们去殚精竭虑研究它，对它了如指掌，写专著……不必如此，而是关注、熟悉就好。因为你们是临床医生，搞临床就离不开天地人。每年大寒前后关注一下来年的运气，记不住就写个小纸条放在桌子上，这一年的岁运、主运、客运如何，主气、客气、客主加临如何，运气结合情况如何，那么我们开处方的时候就会考虑到五运六气的问题，开出来的处方水平就会提高，就值得去推敲了。这样不用费很大的功夫，就可以在治疗水平上比绝大多数医生高出一筹来，简便可行。

对临床医生而言，我们讲任何道理都是为了看好病，我们的着力点就是提高临床疗效，有时候往往一味药就能解决问题。比如湿重，就一味化湿的药，把白术改成苍术，效果就不一样。我们往往忽略了这一点。今年的岁运是火运太过，在泉之气是太阴湿土，也就是说会出现高温和高湿并见的状况，在祛暑的同时，一定要化湿。不化湿能解决问题吗？这就是"无伐天和"，人拮抗不了天，天太伟大，人太渺小了，我们要顺从天地的本义，遵从自然规律。

中国的运气学说是非常伟大的。中医界对 SARS（重症急性呼吸综合征）那一年的预测非常到位。回顾近些年的气候变化和疾病流行规律，整体来说运气学说的预测基本是准确的。中国古代有很多智慧，关键是我们挖掘得不到位，不够深入，如果确实潜心去研究，深入下去了，就豁然开朗了。我们知道了五运六气对人体的影响，那么清热也好，化湿也好，温补也好，就有了依据，就可以放心大胆地用药，用药的时候就不会出错。这就是"必先岁气，无伐天和"。

前段时间在青岛，我给一个老乡看病开药，随后他夫人去药店买药，药店的医生就说给她也试试脉，然后就给她开了处方。吃了药以后她就开始耳鸣，到医院诊断神经性耳鸣，还有一侧耳聋。我看了那张处方，其实就是忘记了"无伐天和"，用了大量的热药，附子、细辛之类。这些热药现在还真是不能用，今年哪里都热，青岛也热，而且潮湿，湿热蕴结，扰于清窍，可不就耳鸣耳聋了？

一年主运的五个季运是有固定次序的，按照五行相生的顺序，始于木运，终于水运，年年不变。五运主五时，每运主73时5刻。主运的交运时刻是每年的大寒日起运，大寒日交初运，春分后13日交二运，芒种后10日交三运，处暑后7日交四运，立冬后4日交终运。主运分主五个运季，年年如此，固定不变，但主运五步却有太过不及的变化。再加上客运呢？变化就更多了。大家一定要重视变，不变是相对的，变才是绝对的。《易经》也好、运气也好，最大的特点就是不变与变的结合。不变，是变化之道不变，是时道不变；变，是气候在变，运道在变，世事在变。所以一定要知道变的是什么，不变的又是什么，知常而达变，知常就是工具，达变是目的。五运的特点又是什么？土主湿，金主燥，水主寒，木主风，火主热。这对我们临床处方用药就有指导意义了。

六气也是如此，主气风木、君火、相火、湿土、燥金、寒水，分别主春夏秋冬的24个节气，年年如此，恒居不变，静而守位，反映各时段不同的气候变化。客气则随年支的不同而变化，犹如客之往来。我们刚刚提到今年雨水和高温并存，那么化湿清热大家就不应该忘记，尤其是四之气，交大暑日，主大暑、立秋、处暑、白露四个节气，太阴湿土之气所主，这个用药规律就成了我们的主旋律。

那么是不是就要胶柱鼓瑟、千篇一律地用药呢？在面对病人的时候，大家一定要牢牢记住，理论和实践之间有差距，地域和地域之间有差距，这个很正常。大家自己来进行调整，气候和地域的差异，我们要记住一个"活"字，要灵活来处置；再记住一个"变"字，以不变应万变。活了变了，你的医术就高明了。

《孙子兵法》上有一句话，我觉得讲得非常好，"兵无常势，水无常形，能因敌变化而制胜者，谓之神"，水和兵是没有常形的，你如果老是列阵，列一成不变的阵，那肯定是死定了。水流在什么地方就成什么形状，能因敌变化而制胜者谓之神，在疾病的变化中间，抓住一个关键点，治好了你就是神医，否则你就是庸医。

运气的规律，你要把它搞透了可能很难，但像我刚才讲的去查一查，然后把它记下来，这个就不会难。"必先岁气，无伐天和"，要牢牢记住。需要记住的事情不一定要知道为什么，就像1+1=2，记住就好，不一定要像陈景润一样用毕生的精力去研究。当然，如果搞懂了其中的道理，水平就会更高一层，但首先是要重视它，不要忽略，背好中医的"小九九"就行了。

古人说，知气运者，如虎添翼。我今天就是给各位老虎添个翅膀，你们个顶个都是好医生，对症状的辨证很准确，如果再好好运用五运六气的知识，治疗效果会更好。《素问·气交变大论》说："善言天者，必应于人；善言古者，必验于今；善言气者，必彰于物；善言应者，同天地之化；善言变言化者，通神明之理。"《灵枢·顺气一日分为四时》说："顺天之时，而病可与期，顺者为工，逆者为粗。"《类经图翼》说："气者天地之气候，数者天地之定数。天地之道，一阴一阳而尽之。升降有期而气候行，阴阳有数而次第立。"这就是运气学说，它把自然界气候现象和生物现象统一起来，把自然界物候和人体的发病统一起来，从客观上认识时间、气候变化与人体健康的关系、与疾病的关系。

清·徐文弼《寿世传真》说："盖医之一道，须上知天文，下知地理，中知人事。三者俱明，然后可以与人之疾病。"我们是不是应该对运气学说很重视？这是"必先岁气，无伐天和"的基础，也是做一位好医生的基础。

第三讲

察色按脉，先别阴阳

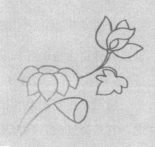

《素问·阴阳应象大论》说："善诊者，察色按脉，先别阴阳。审清浊，而知部分；视喘息，听音声，而知所苦；观权衡规矩，而知病所主；按尺寸，观浮沉滑涩，而知病所生。以治无过，以诊则不失矣。"擅长于诊断、擅长于辨证的医生，通过观察病人的色泽变化和切按病人的脉搏，首先要分清疾病的阴阳。因为阴阳是概括疾病性质的纲领。虽然疾病有千变万化，有错综复杂的临床表现，但都可归纳为阴证和阳证两大类，分清阴阳，才能执简驭繁、提纲挈领地抓住疾病的本质，纲举而目张，进行辨证论治，就能取得满意的疗效。

《素问·四气调神大论》说："夫四时阴阳者，万物之根本也。所以圣人春夏养阳，秋冬养阴，以从其根，故与万物沉浮于生长之门。逆其根，则伐其本，坏其真矣。"这一段话有些人只记住了"春夏养阳，秋冬养阴"几个字，现在很多医院夏天的时候搞三伏贴，但是效果究竟好不好？三伏贴尽管是贴在穴位上了，但它确实是在养阳吗？冬天也有搞穴位贴敷的，但符合"秋冬养阴"的原则吗？关于"春夏养阳，秋冬养阴"，高世栻注解说："圣人春夏养阳，使少阳之气生，太阳之气长；秋冬养阴，使太阴之气收，少阴之气藏。"这就是说春夏养阳，以养阳之生长；秋冬养阴，以养阴之收藏；张介宾注解说："夫阴根于阳，阳根于阴，阴以阳生，阳以阴长。所以圣人春夏养阳，以为秋冬之地；秋冬则养阴，以为春夏之地，皆所以从其根也。"春夏养阳，养生长之气；秋冬养阴，养收藏之气。春生是夏长之根，秋收是冬藏之根。生长收藏是相互联系、相互为根的。一定要注意中医的一些观念，它是辩证的，只有从其根，才能不伐其本，才能与万物沉浮于生长之门。

《素问·四气调神大论》接下来又说："故阴阳四时者，万物之终始也，死生之本也。"这句话大家一定不要忘记，"逆之则灾害生，从之则苛疾不起"，你如果违逆自然界的规律，就会发生灾害，对于人体来说，就会发生疾病；顺从生长收藏、阴阳升降的规律，就不会发生疾病，这就"是谓得道"。"道者，圣人行之，愚者佩之，从阴阳则生，逆之则死；从之则治，逆之则乱，反顺为逆，是谓内格"。进一步说明，顺从阴阳规律就健康，违背阴阳规律就产生疾病。把正常的变成不正常的，就出现"内格"了。内脏之气与四时阴阳之气相格拒，不能协调了，当然就会发生严重疾病，甚至于有生命危险了。这一小段，我建议大家认真看，《黄帝内经》的这一段就是在感悟阴阳。

我们一定要知道"从阴阳则生"，现在有些医生开药的时候完全不顾阴阳，没有阴阳的概念，就仅仅是在套教科书上的方子，咳就是止嗽散，喘就是定喘汤，阴阳是什么？不知道。这怎么行呢？

我今天讲这些，就是想给大家一些启发，你首先要知道天人合一，第二你要知道阴阳，阴阳对一个人有多么重要！不从阴不从阳，怎么能治病？小则效果不好，大则立乱自身。上面那段话讲得清清楚楚，"从之则治，逆之则乱，反顺为逆，是谓内格"。所以阴阳一定要搞清楚。什么是阴，什么是阳，这种最基本的问题搞清楚了，你的治病水平就提高了。所以，张景岳说："凡诊病施治，必须先审阴阳，明此者，万病皆可指掌矣！"

那么怎么搞清楚阴阳呢？"善诊者，察色按脉"呀！察色按脉，先别阴阳，是中医的特色所在。我们中医有别于西医，中医有比较好的疗效，关键就在察色按脉，也就是寻找个体差异的过程。望、闻、问、切，其实就是察色按脉的一个过程。我们对这些诊法使用的熟练程度和准确程度，决定了我们的诊疗水平。现在许多医生主要是看西医的各种报告单和诊断结论，不在四诊上下功夫。这正像仲景所说："相对斯须，便处汤药；按寸不及尺，握手不及足；人迎跌阳，三部不参；动数发息，不满五十；短期未知决诊，九候曾无仿佛；明堂阙庭，尽不见察，所谓窥管而已。夫欲视死别生，实为难矣！"怎么能治好病呢？

中医的诊断方法非常丰富，前面我们提到"十问歌"，这个歌诀最开始见于《景岳全书·传忠录·十问篇》，说的是，"一问寒热二问汗，三问头身四问便，五问饮食六胸腹，七聋八渴俱当辨，九因脉色察阴阳，十从气味章神见，见定虽然事不难，也须明哲毋招怨。"后来清·陈修园的《医学实在易·问证诗》有所修改，"一问寒热二问汗，三问头身四问便，五问饮食六问胸，七聋八渴俱当辨，九问旧病十问因，再兼服药参机变，妇人尤必问经期，迟速闭崩皆可见，再添片语告儿科，天花麻疹全占验。"流传至今。

"十问歌"大家耳熟能详，但就是不问。很少有医生问病人大便怎么样。病人的病虽然和大便一点关系没有，但是你要问他大便情况。为什么？至少可以避免给病人造成一些不必要的不适。生地是润便的，当归也是润便的。病人如果大便稀溏，你给他用30克生地，或者30克当归，恐怕他吃了药就会大便次数多，就会腹泻，就会不舒服，就会来找你，他说大夫我吃了药不舒服。所以这些问题一定要问到。

"十问歌"还有个特点，就是跳跃性很强。"一问寒热二问汗"，然后一下跳到头身上去了，"三问头身四问便"，从头身到二便了，怎么到五问才问饮食？跳跃性很强。其实你仔细想，这个"十问歌"是比较科学的，它是从外及里、由下及上。寒热是外感，是伤寒之类的病，所以一问寒热。古代医书首先就是外感病、伤寒一类的病，后来就是温病，一问寒热，恶寒发热，这是急性病。古人知道得了这样的病是很紧急的，需要抓紧时间治疗，所以一问寒热。那么寒热有一个特点，决定寒热的是什么？是汗。发热有汗，不用担心；发热无汗，热度就会越来越高，因为邪无去处。但是出汗以后会不会再发热？《伤寒论》讲要区分"病汗"还是"药汗"。用桂枝汤后出的汗是药汗，以药排汗，用药把汗逼出来了，病就治好了。药汗是治病的，病汗是不治病的，它有本质上的差异。这就是桂枝汤，桂枝汤是第一和剂。天下第一和剂是桂枝汤，它调和营卫。大家都说小柴胡汤是和剂，小柴胡汤确实也是和剂，但不是第一和剂。再一个就是饮食、聋、渴，这些都要问清楚，逐步深入到内部。九问旧病十问因，很重要的是，病人以前有什么病，这病是怎么得的。

有一年我和几个同学一起吃饭，其中一个同学说他不舒服，头痛。我问他发热不？他说不热，只是头痛，还恶心，吐过几次。我又问他前些天有没有得什么病？他说1周前拉肚子、发热了。我说可能是病毒性脑炎，去医院检查一下吧。接着就把他送到医院去了，果真是病毒性脑炎。你如果不问他之前得了什么病，那么对他这一次的头痛和不适、又不是非常严重的病毒性脑炎，恐怕是没有办法诊断的。

所以一定要问旧病。"十问歌"的每一个方面都很重要。问诊是个技术活儿，也是一门艺术。现在很多医生不问诊，或者问诊不到位，或者诱导性太强，这都不可以。问诊一定是要很平和，不要给病人造成心理负担，也不要诱导病人。有些病人依从性很强，你说他吃辣椒了，他想起半个月以前吃过，其实这根本和现在的状况没一点关系。所以一定要问清楚，你一定要知道他有什么旧病，而且还要问病因。

说到病因有一个问题，有些病因病人并不知道，不明原因的病太多了，没有任何因素，这个时候我们怎么办？《秦伯未医案》记载了这样一则病案，一位 70 岁的老人，春游回来以后就不舒服，然后就发热，体温越来越高，西医没法诊断，在北京治了一圈都没治好，请秦伯未老先生看。秦老发现，这位老人自始至终都有一个特点，就是拉肚子，脾虚。秦老就认为这是气虚发热。因为去春游劳累了，气更虚，然后虚阳外越，气虚发热，赶快用药，补中益气汤，很快就治好了。这就是问诊技术高超的结果。你不问怎么会知道这是气虚发热？又怎么知道补中益气汤可以治疗呢？

所以，大家一定要注意问诊，认为问诊可有可无，或者是问诊不到位，这都很危险。我有一个病人，头晕头痛，我给他治疗了半年，效果不好，但他是很忠实的一个病人，搞得我都不好意思了。这么长时间用心治疗怎么没有理想的效果呢？纳闷之余，我又重新问诊，仔细询问之下，才得知很多年前他得过一次结核性脑膜炎，很长时间没有确诊。在诊断过程中，他去过好多家医院，做了十几次腰穿，低颅压综合征，所以他总是头不舒服，搞明白了吧？这个病人我通过反复问诊才确定他是低颅压综合征。这对我来说也是一个教训，对这个病人而言，之前忽略了什么？就是忽略了问诊，问诊不到位是非常糟糕的一件事情。

一个医生的问诊，问得越仔细，诊断就越可靠，疗效也就会越好，比如我刚刚讲过的病毒性脑炎病人，还有这个低颅压综合征病人，问清楚了，诊断就会比较有把握，治疗起来胜算就多些。所以说问诊是非常重要的，我们现在往往忽略了这些环节。

前面我强调了问诊，接下来我主要谈谈脉诊。当然，这并不是说其他诊法不重要，我们都知道要四诊合参。王学权《重庆堂随笔》说："望、闻、问、切，名曰四诊，人皆知之。夫诊者，审也。审察病情，必四者相合，而可断其虚实寒热之何因也。"四诊各有自己独特的作用，不能相互取代，只能互相结合，取长补短。四诊之间是相互联系、不可分割的，在临床运用的时候，必须把它们有机地结合起来，只有这样才能全面而系统地了解病情，作出准确的判断。四诊合参对于全面了解病情，识别真伪，探求本源，有非常重要的意义。但因时间所限，下面我着重谈一谈脉诊，其他诊法我们以后找时间再讲。

脉学是非常有意思的事情。大概三四十年前，很多专家到烟台来做脑病的研究和脑病分类指导，那个时候我就认识了任继学老先生。任老是中医界泰斗，祖传中医，是一位非常了不起的医生，他曾在抗日战争时期参加过抗日联军。任老跟我说："新陆啊，60岁以后你就会试脉了。"任老脉诊水平非常高，他说我 60 岁以后就懂得脉了，我就感觉很奇怪，我问为什么需要那么长时间？他回答说那时你的经验就够了。其实不用这么久，但是任老讲得有道理，诊脉确实是个厚积薄发的过程，需要积累临床经验。然后他就给我讲诊脉的案例，我第一次觉得脉学很神奇，寸口脉这么个方寸之地，中医怎么就通过它获悉了病人的疾病状况呢？

"言脉者，由扁鹊始也。"这是《扁鹊传》上讲的，确实是这样，扁鹊是脉学的始祖，扁鹊最先告诉我们什么是脉。到了现在，脉学几乎成了中医学象征性的诊断手段。在很多病人看来，一个医生好坏，首先是试脉好坏；会试脉的医生，病人一定会多。脉诊成为了考量中医水平的一个基本标准，脉诊恰恰又是中医医生最难掌握、又往往最容易忽略的一门技术。一些医生不试脉，觉得没有意义，试脉能发现点什么呢？也有一些医生长于试脉，把它讲得神乎其神，这恐怕都失于偏颇。

我认为脉学对我们所有临床医生来讲，是必须深入研究的一门学问，必须认真对待。那么脉诊的目的是什么呢？你们记住了，是"辨阴阳、知进退、测轻重、察因果、明标本、别盛衰、决生死"。我再说一遍，第一辨阴阳，辨的就是阴阳变化，脉象的阴阳，病证的阴阳；第二知进退，把握病势的进和退，来决定用药的进和退；第三测轻重，预测疾病的轻重缓急；第四察因果，通过诊脉察知病因病机发展过程，就相当于我们对疾病的诊断；第五明标本，明确病证的根本矛盾和表面现象；第六别盛衰，区别邪盛还是正衰，以决定扶正还是祛邪；第七决生死，通过脉诊来判断病情程度，是否危厄。现在很多医生诊脉不是真的在试脉，而是但以诊脉为名尔！为什么这么说？

因为面对危重病人，他从不讲是面临死亡还是尚有生机，不敢讲。诊脉是决生死，不是用来装样子的。从这个角度而言，我说现在很多中医不是中医了，因为他不会诊脉。

我常说，不会诊脉不是中医、分科太细不是中医、不认识中药不是中医、三技不全不是中医、不懂炮制不是中医。一个好的中医应该是，第一要精通脉诊；第二要各科病都会看；第三要认识中药，常用饮片草药都认识；第四要三技俱全，针灸推拿用药都会；第五要对常用药的炮制心知肚明。巴豆霜怎么炮制？宋代《苏沈良方》记载："以巴豆剥去壳，取净肉，去肉上嫩皮，纸包水湿，入慢火中煨极熟，取出，另以绵纸包之，缓缓捶去其油，纸湿则另换，以成白粉为度。"要把巴豆碾压为糊，然后用多层吸油纸包裹，加热微烘，压榨去油，然后反复地压，一直压到这个巴豆一点油没有，松散成粉不再黏成饼，像霜一样，这就称之为巴豆霜。巴豆霜治寒积效果非常好，0.5克用水冲调后服用，病人就好了。这就是炮制，现在多少医生会炮制中药？一个好的医生还要会分辨常用的药，冬虫夏草怎么鉴别？要把虫草横断掰开，如果横断面的颜色是均匀的白色，就是假虫草，不入药，入药的虫草中间一定要有一个颜色暗一点的点，或者是个"人"字，或者是个"工"字，品质最好的是横断面有"工"字的，最差的是有点的。并不是虫子上面长了个尾巴就是虫草，有些外形相似但那都是假的，不入药，没有任何疗效。好的医生还要会认药。常用的药，你要知道它的原植物什么样子、饮片又是什么样子，当地都有什么药材。土大黄、车前草、桔梗、防风，山东最多的是丹参，走哪儿都有。一个好的医生也要熟悉针灸推拿。我在医院工作的时候去过韩国很多次，接触多了，当地人就觉得我是个好医生，看病看得好，有一次翻译说韩国人想请你去看病，就带我去了一个地方，到了那里一看，好多人在一个大屋子里，都穿着衣服坐在榻榻米上，等着我给他们扎针。韩国人针刺治疗有一个特点，隔衣针，不消毒。然后我问不消毒行吗？翻译是一个朋友，朝鲜族人，和我关系非常好，他家里韩国的亲戚很多，他跟我说你放心，韩国人都这样针，没有感染的。然后就拿来一些针灸针，我就隔着衣服给这些人扎针，后来反馈说效果好极了。我觉得那真是瞎针，效果好是心理作用。但是针灸技术要会，进针、行针手法要了然于胸，常用腧穴要熟悉，是否得气手下那个感觉要明白。再就是推拿，有一本《中医疗法大全》，大约是 20 世纪 80 年代出版的一本书，那里面的推拿部分是我写的，你们可以去看看，我把中国从古到今推拿手法全部找出来了。

好了，我们再回来讲脉学，脉学后继乏人，缺乏的就是对传统脉学有体会的医生，所以关于脉学我想讲两部分内容，一是传统脉学的几个问题，二是仲景脉学分析。力求跟大家讲清楚脉学的大致轮廓，很多细节问题还得大家自己去揣摩、去感受、去体会，才能心中了了。

首先我们来看看传统脉学的几个问题。

第一个问题是"持脉有道，虚静为保"。《素问·脉要精微论》里的这句话可谓是经典。门诊的时候往往有这样一种情况，病人匆匆忙忙进了诊室，医生马上给他试脉。其实应该让病人稍坐片刻再试脉，等他气血稍稍稳定以后，再给他试脉；另一方面，如果医生自己刚来诊室，也需要稍安静一会儿，等到自己气血平和的时候再试脉，而不是坐下就伸手试脉，因为试脉需要调息，调息以后才能平心静气地试脉。所以脉诊是一种非常讲究的诊断技术，它和我们中国所有的传统技艺一样，中国的传统技艺有个最大特点就是讲究。讲究是什么？比如泡茶，比如武术，比如焚香，比如做饭，我们中国人最讲究什么？讲究两个字——工夫。"工夫"两个字怎么解释？我说工夫有三层含义：第一是时间，你花没花时间；第二是力气，你下没下力气；第三是水平，你本事高低。舍得花时间、舍得用力气，水平自然就上去了。这就是工夫。没有任何工夫是一蹴而就的。医生看病这个事是花费时间和精力后所获的造诣、本领，也需要工夫，不是说简单应付就可以的。

试脉的时候要凝神静气。大家打过太极拳，老师告诉我们要怎样？沉肩坠肘，肩膀要放下来，试脉也是这样，要凝神静气，沉肩坠肘，三指按脉，手悬其指，气至于掌，以神驭气，直达指尖，精神专注，三部九候，反复感应，揣摩审思，而脉之形状尽于指下也。这不是故弄虚玄，"虚静为保"说的就是这个意思，让大家试脉的时候能静下心来，认认真真地来试脉。这是一个总体要求。

"持脉有道"，道是什么？是规律。你要静心，要凝神，要调气，要定息，这是都要做的。然后就是手法，在《素问·三部九候论》中，三部九候是遍诊上（头部）、中（手部）、下（足部）三部有关的动脉，三部又各分天、地、人三候，共三部九候。我们现在脉诊只取寸口，寸口诊法的三部九候是《难经·十八难》提出来的："三部者，寸、关、尺也；九候者，浮、中、沉也。"就是三个手指头，定好脉诊位置，指目按脉，在三部脉上轻取、中取、重取，举、寻、按反复探索，一次一次地来，首先轻度用力，轻触肌肤，浮取来感受病人的脉象，称之为"举"；然后中度用力，指力适中，不轻不重，按至肌肉而取脉，称之为"寻"；再用力按至筋骨，来体察脉象，称之为"按"。这就是试脉，要三部九候，要揣摩审思，要不停地想，这个病是怎么回事，和脉象之间的关系如何，越是疑难杂症越要这样试脉，很重要。轻取探的是腑，中取辨的是胃气，重取察的是脏。从腑到脏，由表入里，中间是胃气。最后再来感受脉体，大小沉浮、数迟滑涩，这就是脉体。道、法、体这三条记住了，你诊脉水平就提高了。前面我跟大家说，诊脉要"知进退"，就是要知道这个病的病势如何，这在很大程度上是从脉体上判断的。一个病人胃痛很厉害，吃了药痛得更严重了，然后我给他试脉，说应该很快就不痛了，为什么？脉象已经和缓、紧张度降低了，这就是知进退，他很快就不痛了。

第二个问题，寸口脉的寸、关、尺如何定位，与脏腑有什么关系。这个其实大家都知道，就是腕后高骨内侧定关脉。关键是寸脉和尺脉的位置一定要注意和病人同步。病人体型高大、手臂长，医生试脉布指要疏；病人体型瘦小、手臂短，医生试脉布指要密；小孩子可以用一个手指来试脉，两边稍微侧转一下，就可以通晓寸关尺的状况。

那么寸、关、尺和脏腑的关系呢？左边分属心、肝、肾，右边分属肺、脾、命门。我提出来一个"五行六脉"之说。五行金、木、土、火、水，和六部脉有什么关联性？有什么规律？你们慢慢琢磨，它非常有意思。我们来看下图1。

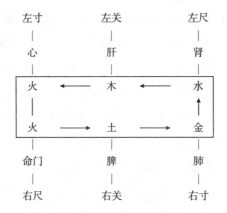

图 1　五行与六脉的关联

　　这是个相生的规律。火，火火相连，左寸是心，右尺是命门，心火是君火，命门之火是相火，这两部脉从容和缓，人的阳气就旺盛，生命就健康，这也是君相既济。《素问·天元纪大论篇》说："君火以明，相火以位"，君火与相火相互配合，以温养脏腑，推动人体的功能活动。接下来是脾，命门之火生脾土，土生金，金生水，水生木，木生火，如环无端。如果这个循环有问题，人的健康就有问题了，这就是五行六脉的意义。好好体会五行六脉之间的关系，就知道脉学的诀窍在什么地方了，这是非常重要的。心之君火源源不断与命门相火相济相生，这个如环无端的相生过程，就是生生不息的具体体现，也是我们决生死非常重要的依据。如果这个循环断了，你就会发现病人命不久矣。

　　第三个问题是知常达变。其实大多数人的脉是正常的，你们不要认为所有人都有病，我经常给人试脉，常说的话是你一点病都没有。尽管有医生说他的脉又是尺沉、又是寸弱，但是没有大问题。为什么？五行六脉循环无端，强弱相济，右寸强，左尺沉，金能生水，一点问题都没有，不用紧张。所以一定要知道什么是常脉。恒是常脉，变也是常脉，脉的不变和变都是常态，随气候而变，随日月而变，随情绪而变，随时辰而变。现在我在给大家讲课，我的脉就在变。因为我一直在讲话，我的肺气一定会盛，所以我的脉就会有变化。你们可以试一试，一定会发现右寸脉相比之前，脉体更为宽大而且稍洪。

中医是怎么产生的？最开始的时候，中医是部落医，是给乡里乡亲看病的，是朝夕相处观察周围人群的，一定不是像我们现在这样，病人来诊的时候才试一次脉，而是经常在试。所以大家在病房的时候就要去试脉，给病人一天三次试脉，就搞清楚脉象的变化了。为什么我们现在对脉象把握不好，关键在这个地方，我们现在最大的问题就是对病人观察不到位，没有朝夕相处，不知道病人脉象的常态，就无法判断是否产生了变化。所以大家要知道常脉是什么，恒而不变是常脉，变而无常是常脉。这是辩证法，是我们中医的精髓所在。三部有脉，和缓有力，徐疾适中，应指从容，往来流畅，脉体宽缓，六部协调，九候均匀，这就是常脉。常而有变是什么？我刚刚讲我现在的脉就有变数。还有一年四季对脉有影响，春弦、夏洪、秋毛、冬石。这个秋毛并不是说脉非常浮，而是比起往常稍有浮意；冬石也不是说脉沉伏不见、在筋骨之间，而是稍有沉意，是相对的。

清朝有一个人叫周学霆，自号梦觉道人，字荆威。他写了一本书——《三指禅》，这本书我估计大家都看过。他说："提一缓字，而融会之，全身脉症，于瞬息间尽归三指之下。"他提出只要洞悉了"缓"，就懂了全身的脉和症。缓不是迟缓，而是从容和缓，缓比从容还好，它有一种淳和的感觉。我仔细看过《三指禅》好几遍，发现周学霆把这个"缓"字用得很到位。就像我讲，定义现代致病因素下的病理产物，你说是"浊毒"好还是"血浊"好？就是"血浊"最好。第一，它病位在血；第二，它有"浊"的特征。"浊毒"呢？病位在哪？在脉、在髓，还是在经络？这个梦觉道人他就悟出来一个"缓"字，而且在书中大写特写开悟的过程，我觉得他开悟得太好了。缓就是稳，稳重，脉稳了，就从容，脉象从容和缓是至关重要的。清晨给人试脉，脉象从容和缓，就可以说这个人什么病都没有。没有严重病痛，稍有一点阴阳起伏，那都不要紧。所以，周学霆说"脉之有缓，犹权度之有定平星也"。这个"缓"，张太素说"还指和缓，往来均匀"，杨元操说"如初春杨柳舞风之象"。这个"缓"字是一个至高的境界。

我们试脉，大家注意脉象一定要从容淡定，和缓流畅，这就是常脉。知常达变，常脉的共性是什么？脉必有神、有根，脉有从容之气，就可以了。无论什么脉，都要看它是否和缓，这是试脉的根本，这就是知常。

知道常脉是什么样，你就知道病人病情如何，是不是会性命攸关。前些时候在济南有一位张姓老人，77岁，肝硬化，肝癌，腹水很严重，医生给他抽了三次腹水，告诉他还能活一个月，他还天天喝酒。我试试他的脉，最大的特点是什么？有胃气。我说你不止活一个月，你且活着呢。三个月过去了，有一天他的朋友去看病，我问老张怎么样了？就打个电话给他，他说在钓鱼，钓了好多鱼，还邀我一起吃鱼呢。他的脉象决定了他不会很快死亡。这就是脉象可以决生死，判断病人的病情危急与否，他现在处于一个稳定时期，在进展很快的时候谁也挡不住，但是在稳定时期就可以维持一段时间。

我曾经跟学生说，你们应该多给同学试脉。年轻人的脉绝大多数是好的，天天试你就知常达变了。来个人你就试试他的脉，孩子的脉、年轻人的脉、老人的脉，试脉的本领是练出来的。试脉的功夫，第一个是舍得花时间，第二是舍得下气力，第三是你自己的感悟。有了这三条，你试脉的水平就提高了。所以说大家一定要想着知常的本身是筑基的过程，把基础打牢。一定要先知常而筑基，以常为基，不要以变为基，把脉象的常态作为我们学习的基础，你就可以进步，否则你是进步不了的。

第四个问题，关于脉体和五脏候脉分与不分的问题。我们学《伤寒论》的脉象就知道了，大多数的时候不需要分，辨生死的时候要分。比如弦脉主肝、洪脉主心，是三部脉俱弦或俱洪，只是程度的问题。洪大脉不会只有一部脉洪大，因为三部脉是同一根血管。分，一定是真脏脉出现的时候，就是脏腑脉变。比如试脉是洪脉浮脉，是心火，就不必拘泥于左手的寸脉洪大才是心火，右手左手都洪大，就是心火，不要拘于在哪一个脏腑。拘于脏腑的一定是真脏脉见，就是病人要死了，胃气要绝了，脉象表现出来了，这个时候一试就试出来了，要死的脉绝对试得出来。

所以六部脉分不分脏腑，大家不要拘泥，比如说病人心火很旺的时候，你不要疑惑他为什么两边脉都是洪浮，脉浮而洪就是心火。病人双手的三部脉都是浮脉，而且都是洪大脉，你说这脉是个什么情况？其实还是心火，你不要仅仅以为只有左寸才能代表这个脉象。分与不分古人是怎么说的呢？古代中医个个都是哲学家，比我们高明得多，周学霆说："究之候脉，分而不分，不分而分，则得诀矣。"你既要分又要不分，你才得了诀窍。周学霆还说："五脏之脉分，五脏之部不分也。"这是什么意思？我刚讲得其实比较清楚，如果病重，病人一定会出现真脏脉。如果是一般的病，比如一个小孩高热，肯定三部脉都滑数，滑数浮肯定不会错，但是这个滑数浮就仅仅表现在左寸吗？不是。他可能右关也是滑数浮，右寸也是滑数脉。不要拘于脉体与五脏候脉，一定要注意分与不分的时机。周学霆讲得很清楚："分而不分，不分而分，神而明之，存乎其人。"你要靠自己的经验，自己的感悟，以及对病情的理解，来确定应该分开还是不应该分开。

孩子高热，吃了药以后很快就好了，这个过程中会有一种脉疾的表现。脉疾以后，他就开始出汗了，只要微微见汗，你就会发现病人的脉体越来越宽缓，最后出现《伤寒论》讲的脉静身凉，其病自愈，身上的热退了、脉安静了，病就好了。这一个变化过程，我非常建议大家就坐在小孩旁边，看着孩子吃了药，等着他出汗，脉静下来。这个过程你体会了、理解了，试脉就有感悟了。我有个朋友，孩子7岁，高热，在医院输液两天，体温还没有降下来，我就给他开了一剂中药。我说咱们一起喝个茶，就带着茶叶去他家聊天，一会儿去给孩子试试脉，一会儿又给孩子试试脉。一是对这个孩子负责，第二是什么？我想知道在这个孩子退热过程中脉象的变化。要下功夫，你不下功夫怎么提高诊脉水平呢？只说心中了了，你不经历这个过程，怎么能明白？凡事只有经历才会记忆深刻。那个孩子体温 40℃，开始时是脉洪大，喝进药大约 40 分钟以后，我就发现脉很疾，疾有一个匆匆忙忙的感觉，后脉推着前脉走，疾脉是在表现出身体的抵抗力，是正气在对抗邪气。这个时候就要出汗了。过一会儿孩子额头有一点汗，鼻子两侧有点汗，再过一会儿全身都是汗，一个多小时以后，脉静身凉，孩子睡了，好了，效果非常好。

这就是规律，分和不分有没有规律？同脉为常态，分脉为异常，这就是规律。大多数人的脉是同脉，脉都一样，分脉是异常情况，突然肝脉显现出来了，左关脉跳得特别异常，而且强硬，这就是真脏脉出来了，肝病脉出来了，坏了，这个病人可能要出大问题了。

脉象给我们的启示非常多，需要大家去仔细揣摩，要通过给病人试脉来揣摩。李克绍老师是一位非常自信的人，著有一本《伤寒解惑论》，他曾经说："这本书里如果有一个错字，我就和你辩。"克绍老师得了病，发低热，诊断结核性胸膜炎，在千佛山医院住院 2 个多月，我们去看他的时候，他跟我们说的话，到现在我都记忆犹新。他说："跟我同病房那个人，我给他试脉，就是雀啄脉，那是绝脉。"我请教说："李老师，雀啄和屋漏有什么区别？"他说："雀啄疾而数，屋漏脉就像房子落雨'嘀嗒嘀嗒'，屋漏脉是活不了了，雀啄脉也活不了，但是这个人却救活了。西医学还真是有办法。"我从此对李克绍老师简直是佩服得五体投地，先生对传统中医那么痴迷，造诣高深，但当他发现西医学有用的时候，马上就肯定西医学的水平，这就是大家风范，绝对不会固执己见。

克绍老师告诉我，他说你别看病人是绝脉，绝脉现在是可以逆转的。这就是说绝脉并不能让我们马上判断这个人要死，这是我提供给大家的一个信息。病人的脉象是屋漏、是雀啄、是虾游、是鱼翔，可能他也不会死，你只要治疗药物、抢救设备能跟得上去。要看什么？此时脉形已经不重要了，而脉的神、根、胃至关重要。

临床所见的脉象是多种多样的，《三指禅》说："但得浮洪，即属心火，不必定拘左寸；但得短涩，即属肺金，不必定拘右寸；但得沉细，即属肾水，不必定拘左尺；但得和缓，即属脾土，不必定拘右关。五脏之脉分，五脏之部不分也。"那么五脏之分，以脏定脉，就可以不用分了。《伤寒论》也从来都不分，张仲景说："浮、紧、弦，皆不言五脏之部。"王叔和说："失血宜沉细，不宜浮洪。"失血病人的脉象应该沉细而不应该浮洪，如若浮洪，就是真脏脉见，是真的要死了，所以脉象宜与不宜，这是一个辩证的关系。

第五个问题，就是强调合气，脉要和缓、要有精气神。合气是什么？王充说："天地合气，万物自生。"万物置身天地之间，契合到一起了，万物就生长了，气聚而成万物，气聚到一起，才有了万物。张载说："太虚不能无气，气不能不聚而为万物。"气不聚就没有万物，气散了事物也就完结了。试脉的时候你就会发现，气只要一散，就没有根了，根气散了，这个病人恐怕马上就不行了。

我在读本科的时候，《中医基础理论》的第一课是张珍玉老师讲的，张老师在黑板上写了一个字，一个繁体的"氣"字，然后画了一个圈，说："人就是一口气，有这个气，你就是活的，没有这口气你就死了。"你们好好体会，越体会越发现其中真谛。人死了，不缺鼻子，不缺眼睛，肢体躯干都在，五脏六腑一个不少，但为什么血不流了，心脏不跳了，瞳孔散大了，血压没有了，就是少了一个源动力——气。

我们人体有真气，《灵枢·刺节真邪》说："真气者所受于天，与谷气并而充其身也。"体现在脉象上，就是脉的精气神。脉的精气神很重要，它是决生死的关键点，你不把它搞清楚，你就搞不懂脉，搞不懂如何通过脉象判断病情危急程度。什么是脉的精气神？就是有胃、有神、有根。所以脉气有三，第一个就是胃气。胃气也称为中气，是脾胃功能的综合之气。脾胃是气血生化之源，脾胃的这种功能通过经络气血变见于寸口脉象之中。人以胃气为本，脉也以胃气为本。《素问·平人气象论》说："人以水谷为本，故人绝水谷则死，脉无胃气亦死。"《医学心悟》也说："凡诊脉之要，有胃气曰生，胃气少曰病，胃气尽曰不治。"所以说，诊察脉象胃气的盛衰有无，对于推断疾病的进退吉凶非常重要。那么脉有没有胃气怎样判断呢？周学霆说："四时之脉，和缓为宗，缓即为有胃气也。"脉有徐和之象就是有胃气。第二个就是神气。可以判断脏腑功能和精气盛衰。因为神是以精气为物质基础，而精气产生于水谷之气，所以有胃即有神，周学海说"脉以胃气为有神"，脉贵有神和脉有胃气都体现为脉象从容、徐和，正如周学霆所说："缓即为有神。"第三个就是根基，元根之气。脉之有根无根，主要说明肾气盛衰。肾气乃先天之本，元气之根，是人体脏腑组织功能活动的原动力，人身全赖肾间动气之生发。有根脉主要体现在尺脉有力、沉取不绝。总而言之，脉贵有胃、有神、有根，是从不同侧面强调正常脉象的必备条件。这是一个三角（图2），这个三角最顶端是神气，也可以说是人气，然后一边是胃气，一边是元气。这三个气是互生互长的，之间都是一个双箭头符号。胃气是后天之气，元气是先天之气，先天之气对后天之气有活力资助作用，后天之气对先天之气有滋养补充作用，先后天之气共同形成了人体之气，人体之气对先后天之气的形成又有推动作用。这个铁三角，就是脉象的有胃、有神、有根。

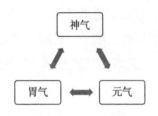

图2　脉象有胃、有神、有根图

懂得了这些，我们就会知进退、就会别生死了，否则的话就搞不清楚。在试脉的时候一定要牢记，人气在上方，而人气需要胃气和元气来支撑、濡养和补充。胃气绝、人气绝、精气绝，就是真脏脉，真脏脉的最大特点就是胃气绝。

我们现在有良好的医疗条件和治疗手段，有时候危重病人的胃气是可以恢复的。有一位老人，胃气大损，水谷不进，生命垂危。他住的医院条件非常好，插上胃管，液体支持，营养液支持。我去看的时候，他舌质很红，是典型的"牛肉舌"，我建议用一点中药。就用生津养胃的药，煎好了从胃管每天喂一点。我认为他是真阴亏损，想要让他的胃气复生，必须保住他的真阴。很快，这个老人就没事了，胃气又恢复了。中药，再加上营养支持，胃气虽损，仍然可复。有一份胃气就有一份生机。

现在我们再来分析一下仲景脉学。张仲景的书不但是第一方书，而且是第一辨证之书，同时又是脉学汇编。张仲景的脉学给我们非常好的启发，他的启发在什么地方？我们先来看看六经病的提纲证：

"太阳之为病，脉浮，头项强痛而恶寒。"

"少阴之为病，脉微细，但欲寐。"

"阳明之为病，胃家实是也。"

"少阳之为病，口苦，咽干，目眩也。"

"太阴之为病，腹满而吐，食不下，自利益甚，时腹自痛。若下之，必胸下结硬。"

"厥阴之为病，消渴，气上撞心，心中疼热，饥而不欲食，食则吐蛔，下之利不止。"

六个提纲证，却只有两个讲到脉，只有太阳病和少阴病讲到脉象，其余的都没有涉及脉象。为什么？

张珍玉老师给他的博士出过一个考试题：《伤寒论》为什么不用红花？他非常得意，考"糊"了一批学生。他又问我，我笑了，我说《伤寒论》里没有用红花的证，用什么红花？《金匮要略》里有了红花证，也就有了用红花的泽兰汤了。他也笑，说你这个回答也挺好。张老师并不是想要我这么回答，但他就是要告诉你《伤寒论》为什么不用红花。张珍玉老师的思维是非常独特的。

其实六条提纲证都涉及了脉象，今天我不点破，你们可以回去研究一下，好好琢磨琢磨。"阳明之为病，胃家实是也。"

胃家实见什么脉？"少阳之为病，口苦，咽干，目眩也。"见什么脉？书上都有，只是没有拿到提纲证里来。为什么不拿到提纲证里来？他在后边都说明了，这就是《伤寒论》的一个最有意思的地方。要大家去动脑子想一想，中医的理论到底是些什么内容？

我们接着看仲景脉学。

浮脉，《伤寒论》出现 64 次，《金匮要略》出现 44 次，共有 108 处。我在读研究生的时候就在做这些统计，但后来半途而废了。现在网上有，一查就查出来了，有人专门统计，比我的准确多了。《伤寒论》的 64 次浮脉，有表证、有热证。但是最有意思的是什么？在阳明证中它有虚证 4 次，吐法后有 2 次。为什么？伏邪上越出现浮脉，虚证出现浮脉，这是危证，所以大家一定要知道，浮脉多数是表证，但不见得多数是热证，浮洪脉才是热证。表证不一定发热，《伤寒论》是不是这么告诉我们的？我们再看看《金匮要略》出现的 44 次浮脉，风邪外袭的 15 次，热证的 14 次，虚证的比《伤寒论》更多，有 13 次，而且还有 2 次是吐后。吐后之人的脉浮，大家一定要搞清楚是为什么，《伤寒论》讲得很清楚，病邪上越，脉就浮了，不分脏。刚刚我们讲过"分而不分，不分而分"，《伤寒论》不分，但张仲景从来没有直接告诉过你。仲景的这些脉象，他讲得都非常实，非常明确地告诉你表现是个什么状况。这是关于浮脉。那么体会是什么？浮脉不仅仅是表证，表证只占到58%，还有 42% 的浮脉是里证。所以我们现在一讲浮脉就是表证，显然不全面。张仲景的脉学很靠谱，大家有空好好研究仲景脉学。

沉脉，《伤寒论》出现 24 次，《金匮要略》出现 33 次。这57 次沉脉，98% 是里证。浮脉只有不到 60% 是表证，但是沉脉基本都是里证。所以我们发现沉脉一定不要掉以轻心，病人的病深在于里，在脏腑、在骨髓、在血脉，而不是浅在肌肤，不是解表可以解决问题的，解表不能治疗沉脉。《伤寒论》的脉象我们了解以后，对治疗是不是也有非常好的指导意义？《伤寒论》中的 24 次沉脉，其中里实 12 次，里虚 9 次，里寒2 次，虚实夹杂 1 次，清清楚楚的，我都是一条一条查出来的。里证有里虚和里实，都是沉脉。怎么辨识？继续看《伤寒论》。它还有症状，我们要以脉测证，也要以证测脉，还要脉证互参。所以脉无定体，从仲景的书里看得很明白。现在有的医生辨病，都是一说肝病就脉弦，一说肾病就脉沉，那都是编的，没有一个是真实的。在我的《血浊论》里，血浊就是各种脉象都有，脉无定体，证无定向，病有所主，就是血浊。再看《金匮要略》，沉脉有 33 次，其中里寒 13 次，里虚 8 次，里实热 8 次，寒虚实热都可以见到沉脉。这和我们现在的教科书上一样吗？和《濒湖脉学》一样吗？不一样。研习诊脉学仲景，辨证诊断学仲景，处方用药学仲景，肯定是好医生。我们很多医生只想着套用仲景的方子，忘了仲景的脉学，这是个很吃亏的事情。研究仲景的脉学，就知道里证还有这么多，沉脉98% 是里证，分布在下利、黄疸、黄汗、痰饮、水气等等病证之中。

我们再看**数脉**，疾脉也算在一起，《伤寒论》21 次，《金匮要略》28 次。数脉在《伤寒论》中主热的有 14 次；表寒脉数、虚寒脉数，加到一起是 7 次。疾脉，阳明病第 214 条"脉滑而疾"，用小承气汤。滑就是里实，可以用承气汤，脉滑而疾，热、实在一起，你就可以用。可是大家想，《伤寒论》有5次数脉是表有寒，表寒出现数脉，是不是感觉很奇怪？我们习以为常的是，出现数脉是病人有热象，可是我跟大家讲，心律失常的病人很多是表寒，我有一个治心律失常的方子，推荐给你们，你们可以一试。清朝凌奂的《本草害利》说，酸枣仁、五味子是补心猛将。我用炒枣仁、五味子治疗心律失常。我的这个方子由炒枣仁、五味子、红景天、生龙牡、鸡血藤、桂枝组成，桂枝可以解决表寒问题。这个方子大家可以根据病情加减使用。再看《金匮要略》，共有数脉28次，其中虚寒4次，实寒3次，也就是说寒证占了25%。脉数就主热吗？不是的，有1/4是主寒的。你们在临床的时候注意这一点了吗？病人脉滑数，就说是热象，凉药就开出来了。但如果主寒怎么办？用凉药正好用反了，李中梓的《医宗必读》说："寒热温凉，一匕之谬，覆水难收。"后果是不是很严重？

弦脉，《伤寒论》有8条，《金匮要略》里有35条。《伤寒论》的弦脉都是阳明重证。《金匮要略》的弦脉，主肝病2次，疟病7次，痉病2次，转筋1次，里寒偏实12次，虚寒7次，主痛5次（4次为里寒致痛，与前面的里寒偏实有重复，1次为虫痛），酒疸可吐1次，正气恢复下利将愈1次。大家看，弦脉的病证分布有多么广，为什么我们一说弦就认为是肝脉？真是大错特错了，这里面肝病才占很少一部分。《伤寒论》的小建中汤是弦脉，寒食而吐是弦脉，阳明重证是弦脉。脉无定体，一定不要上教科书的当，教科书只是告诉我们有这样的一般规律，到临证之时你就要脉证合参。如果咬定教科书不放就坏了，教科书是削足适履做出来的，并不一定是颠扑不破的真理。

　　紧脉，《伤寒论》有 23 处，《金匮要略》有 24 处，多半是表寒。脉紧是表寒主痛的，寒性收引就会导致疼痛。弱脉《金匮要略》就有 13 个，都是正气不足。虚脉、石脉、芤脉、缓脉、动脉、长脉、短脉，《伤寒论》《金匮要略》全都有，这里我就不一一分析了。我建议大家把仲景的脉学认真研究一下，我希望你们有时间可以写关于伤寒脉学研究的文章。

　　我还是要强调，一定要搞清楚如何通过脉象辨阴阳、知进退、测轻重、察因果、明标本、别盛衰、决生死，要以脉为纲、以证为目，纲目互参，才能更好地把握病证，看好病。

必先五胜，明察标本

第四讲

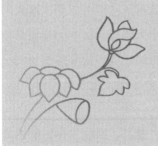

《素问·至真要大论》病机十九条后面有一段话："谨守病机，各司其属，有者求之，无者求之，盛者责之，虚者责之，必先五胜，疏其血气，令其调达，而致和平，此之谓也。"这一小段虽然字数不多，但把中医的治疗原则讲得清清楚楚。

"必先五胜"，首先我们要搞明白什么是"五胜"。关于"五胜"有很多说法，有五行更胜说，唐代王冰说："五胜，谓五行更胜也，先以五脏寒、暑、温、凉、湿，酸、咸、甘、辛、苦相胜为法也"；有五脏精气旺盛说，清代张志聪说："故必先使五脏之精气皆胜，而后疏其气血，令其条达，致使五脏之气平和"；也有五脏之气偏胜说、五脏六气偏胜偏衰说等等。但是我认为大家记住一个说法就可以。五胜就是偏盛和偏衰，搞清楚五脏的偏盛和偏衰，就是必先五胜，我们这么理解它就好。因为原文后边有"疏其血气，令其调达，而致和平"，所以"五胜"一定是偏盛和偏衰，否则如何需要"而致和平"呢？所以我们讲"必先五胜"，就是一定要搞清楚脏腑孰盛孰衰，然后明察标本，这样一来用药就有数了。

《素问·标本病传论》说："知标本者，万举万当，不知标本，是谓妄行。"可见知标本何其重要！但是，现在很多医生不考虑标本、不认识标本，以为自己辨证已经考虑到了病人的具体情况，但是不知道什么属标、什么属本。标本的本质是什么？是讲疾病的变易过程。疾病变易的过程，是非常重要的一个事，这是个思辨的过程。我们要去推理，最终确定何为标、何为本。

我们通常说，原发、旧病为本，继发、新病为标；病因为本，症状为标；内脏为本，体表为标，中医所说的标本，是辨证的概念，但归根结底就是一个轻重缓急的问题，让我们知道矛盾变化的过程，在治疗的时候也就有了依据。我们来看《素问·标本病传论》："先病而后逆者治其本；先逆而后病者治其本。先寒而后生病者治其本；先病而后生寒者治其本。先热而后生病者治其本；先热而后生中满者治其标。先疾而后泄者治其本；先泄而后生他病者治其本，必且调之，乃治其他病。先病而后生中满者治其标；先中满而后烦心者治其本。人有客气，有同气。大小不利治其标；小大利治其本。病发而有余，本而标之，先治其本，后治其标；病发而不足，标而本之，先治其标，后治其本。谨察间甚，以意调之，间者并行，甚者独行。先小大不利而后生病者治其本。"

明察了标本，我们的认知就到了位，治病就有了韬略，治疗的程序就不会出现问题，治疗的效果也就会比较好。所以，《素问·标本病传论》说："夫阴阳、逆从、标本之为道也，小而大，言一而知百病之害；少而多，浅而博，可以言一而知百也。"阴阳逆从标本的道理，看起来很简单，但实际应用却很广泛，明白了其中的道理，就能触类旁通，而知百病之害。

紧接着这段话，《素问·标本病传论》又说："以浅而知深，察近而知远。言标与本，易而勿及。"标本的道理，说起来容易，真正掌握却并非易事。有这么一个病例，一位中年女性，从南通找到我这里来看病，她每天下午开始阴道疼痛，到了晚上就加重，子时以后会缓解。我们怎么盛者责之、虚者责之？这是谁之过？标和本各是什么？她曾经去看过西医，排除了阴道痉挛、子宫内膜异位症、盆腔炎、干燥综合征等等一系列疾病。她发病的原因，我们可以追溯到的就是一次严重的情志郁怒。七情致病、郁怒伤肝，病位怎么会在这里？我给她试脉，发现双脉沉细而弱，没有肝病的脉象特征。病人胃寒少食，身体非常瘦弱，舌体瘦小，而且颜色淡白，看起来是一派阳虚之象。那么她怎么会出现这样的疼痛，而且是因为生气导致？她找我看病的时候，已经距离发病大约有半年的时间了，肝的症状已经不明显了，但是发病的原因很清楚。那么现在肝不旺了，脉沉弱了，是不是肝就没有问题了？并非如此，其实疾病的根本还是肝的疏泄功能异常。就因为一次严重的生气，后果很严重，导致了肝失疏泄，肝的功能异常，出现这么个症状。大家都知道足厥阴肝经的循行路线，《灵枢·经脉》说它"循股阴，入毛中，环阴器"，是绕阴器而行的，所以会出现这个部位的疼痛。那么这个病人怎么用药？四逆散。柴胡、芍药、枳实、甘草，我给她加了少量附子、肉桂，因为她有阳虚之象。病人用药后很快就好了。这就是一个思辨过程。你找着本、标、病因，你把这些东西排好，你找出她的原病是什么、本是什么、标是什么，再决定怎么调整、怎么处理这一堆矛盾，这个矛盾处理好了，病人就痊愈了。这个病人的处方总共就开了6味药，而且量都不是很大，因为病人很瘦小。所以标本的问题和五胜的问题，大家一定要搞清楚。

治标治本是治疗的关键问题。比如说有一个乳腺癌的病人，在化疗中恶心、呕吐、脱发，这是标，是化疗药物造成的。那么这个时候应该是急则治其标，但是我们不要忘其本，本是什么？是乳腺癌手术化疗中。恶性肿瘤病人要经历两大战役，第一战役是手术，手术结束以后，机体功能迅速下降；第二战役是放化疗，放化疗开始以后，机体因为第一战役的创伤尚未修复，完全没有能力承受第二战役的打击。这个时候我们中医不要忘了自己的本事，我们可以做什么？可以增效减毒，还可以扶正。增效是增强化疗药物的疗效，减毒是减少化疗药物的毒副反应，扶正是增强机体的抗病能力。扶正祛邪、降逆止呕，就应该是这个病人的治疗原则。我就给病人开了一张处方，处方里其他的药物我就不多讲了，除了有像红景天、绞股蓝这一类新药我使用比较多以外，我有个常用的药对，就是灶心土和代赭石，你们以后可以给所有化疗后恶心呕吐的病人使用这个药对。用灶心土200克、代赭石60克，先煎之后过滤出来的水，煎煮给病人开的其他中药。灶心土一定要用好的灶心土。病人买不到灶心土，我介绍一个办法，就是把红土砖烧红放到水里边淬火。弄一盆纯净水，把红土砖烧红了以后，放到纯净水里，等热气散尽了，把红土砖拿出来，如此反复三四次，这样制成的水就相当于灶心土煎煮出来的水。这是叶橘泉老先生的方法，这个方法我试过，有效，但是不如真正的灶心土效果好。在没有灶心土的情况下，大家可以用这个方法试一试，可以救急，可以给病人解决恶心呕吐的问题。这就是治标治本，大家一定要搞清楚。

第五讲

知犯何逆，随证治之

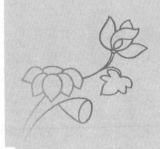

《伤寒论》第16条说："太阳病三日，已发汗，若吐，若下，若温针，仍不解者，此为坏病，桂枝不中与之也。观其脉证，知犯何逆，随证治之。"

"观其脉证，知犯何逆，随证治之"，是张仲景针对太阳病坏病（变证）提出的治疗原则，这句话已经成为了中医临床的警句，可以看作是辨证论治的总治则。这一原则，不仅对于坏病，而且对于各种疾病的诊治，都是普遍适用的。在疾病的治疗过程中，我们必须随时注意观察脉与证的变化，根据证的不同特点，采用不同的治疗方法。治疗原则应根据脉证变化而定，不可拘守定法。"观其脉证，知犯何逆，随证治之"，这句话集中体现了中医学辨证论治的精神，对一切疾病的辨治都具有普遍的指导意义。

其实，在《难经》中已有类似的辨治思想，《难经·七十七难》说："所以治未病者，见肝之病，则知肝当传之于脾，故先实其脾气。"肝为刚脏，体阴而用阳，肝失疏泄，肝病及脾，必为木亢乘土，脾气易虚，故先实脾。《难经》讲得很清楚，《金匮要略·脏腑经络先后病脉证第一》中引用了这段话，说"见肝之病，知肝传脾，当先实脾"。这就是"知犯何逆，随证治之"。知犯何逆——见肝之病，知肝传脾；随证治之——要实脾，不是泻脾气，不是清脾热，而是要实脾，要健补脾气。

我们再看《伤寒论》第25条："服桂枝汤，大汗出，脉洪大者，与桂枝汤，如前法。"这一条"知犯何逆"犯在哪里？桂枝汤证大家都知道，"太阳中风，阳浮而阴弱，阳浮者，热自发，阴弱者，汗自出，啬啬恶寒，淅淅恶风，翕翕发热，鼻鸣干呕者，桂枝汤主之"（《伤寒论》第12条）；"太阳病，头痛发热，汗出恶风，桂枝汤主之"（《伤寒论》第13条）。桂枝汤有很多适应证，但它最大的一个特点是调和营卫，"病人脏无他病，时发热自汗出，而不愈者，此卫气不和也，先其时发汗则愈，宜桂枝汤"（《伤寒论》第54条）。我们用桂枝汤可以解决什么问题？可以治疗荨麻疹，可以治疗自汗，可以治疗多形性红斑，可以治疗冻疮……很多病都可以用桂枝汤治疗。那么这些时候用桂枝汤是因为其逆犯在哪里？桂枝汤证就是太阳经证，肯定是犯了太阳经证。逆在何处？还是营卫不和，尽管汗出，但是营卫不和，这时候怎么办？还服桂枝汤。大家要注意，这时药不需要温服，也不需要啜热稀粥了。为什么？病人已经自汗出了，你再给他服用桂枝汤就可以了。不用盖被子，也不用喝热稀粥，他营卫就可以调和了。这些张仲景没有说，但是我们必须明白。

学习《伤寒论》一定要学会思辨，学《伤寒论》的人都会思辨，和我同届的《伤寒论》研究生，现在都在讲思辨。因为什么？仲景就是思辨大师，见肝之病也好，与桂枝汤也好，都是思辨的过程。它其实也是一种逆向思维，"知犯何逆，随证治之"，这不是一种逆向思维的过程吗？这和西医的鉴别诊断是一样的。

再者，学习了"见肝之病，知肝传脾，当先实脾"这一条，你们有没有举一反三呢？如果见脾之病、见肾之病、见心之病、见肺之病呢？当先传谁？传不传呢？五行生克规律的本身确定它必须传。见心之病当先传谁？见肺之病当先传谁？你们想过没有？要想。不但要想，而且要找出规律来。脾无实证，肾有实证吗？肾也无实证，肾也多见虚证。心有实证，也有虚证。肺有实证，也有虚证，五脏的生理功能是不一样的，虚实也是不一样的，发病特点是不一样的，传变规律也是不一样的。你看见脾之病，要想到土克水，应该补肾，但临床所见是不是这样呢？刚才说脾无实证，那么脾的虚证如何传变，是不是应该考虑到母病及子、子病及母、不及导致的相乘或者是相侮？要不要考虑到补心气、益肺气、疏肝调肝、温阳利水？这些情况是不是都会发生？最容易发生哪种情况？我们要举一反三，触类旁通，如果搞清楚了，以后这些病的治疗原则就会很清楚。水泻不止，我们是不是应该考虑到肾脾两虚？在健补脾气的同时，加上补肾的药，效果是不是会更好？"四神故纸吴茱萸，肉蔻五味四般需"，治疗腹泻的四神丸不就是个经典的补肾方剂吗？《绛雪园古方选注》说"四种之药，治肾泻有神功也"，用了它五更泻不就好了吗？

这就是中医，读书要读无字处，要举一反三，要知一晓十，要触类旁通。以方测证、以证测经、以经测药，我说《伤寒论》辨药证、辨方证、辨经证同时存在。辨药证我就用这一味药，腹痛者芍药一两，芍药是赤芍；腹痛者人参一两，这是辨药证。还有辨方证，辨桂枝汤证、小柴胡汤证。还有一个是辨经证，这是个什么经的证候。辨证的本身也是一个举一反三的过程，这些问题大家一定要注意。

我曾经看过一个胆囊炎的老人，70多岁，身体很虚弱，他的特点就是但欲寐、脉微细，已经确诊是胆囊炎，胆囊区疼痛，血白细胞很高，但不发热，病人的症状是精神萎靡，昏昏欲睡，脉象微细。这就是四逆汤证，当用附子、干姜、炙甘草。那是20世纪80年代初期，我研究生刚毕业，我给这个病人用四逆汤，一个老医生提醒我说这是个胆囊炎，不能用这么多热药。可是病人在那里佝偻着，脉那么弱，眼皮耷拉着，精神萎靡不振，不用这个方子用什么？用了这个方子病人好了，治疗有效，这就说明我的判断是准确的。

中医的清热解毒药绝对不能等同于消炎药，所有清热解毒中药都有消炎作用，这是现代药理。在现代药理中，附子有杀菌作用，肉桂有杀菌作用，白细胞高可以用，关键是病人发不发热，他有没有热象，使用这些药是否符合我们所辨析出来的证候。我们现在往往混淆了这些基本的概念。

我在学校里工作的时候，学校的布告栏张贴了一个博士讲座通知，题目好像叫做《中药消炎作用的探讨》，我就打电话问这个博士是谁的学生，然后把他老师请来，问你那个学生的讲座是他的学位论文吧，他说是。我说中药有消炎药吗？有，但那叫天然药物，不叫中药。中药有中药的概念，有中药的定义，在中医药传统理论指导下使用的药物才能称之为中药，所以我说中药没有消炎药。有消炎作用的是天然药物，天然药物也有概念、有定义，天然药物是指在现代医药理论指导下使用的天然药用物质及其制剂。比如说都是黄连，放在天然药物里，它是黄连素，是小檗碱，可以治疗腹泻；放在中药里，它不是黄连素，而是黄连，它味苦性寒，是清心火、清胃热、治疗痈肿疔疮的清热解毒药。这个概念搞不清楚怎么当中医呢？我们现在很多人就完全没有这个概念，总是觉得这个是消炎的，那个是抗自由基的，这不就大错特错了吗？但是否允许有这种跨界呢？完全可以，跨学科研究是很有必要的，但概念必须清楚。后面讲药的时候，再和大家详谈这些问题，这里就不多说了。前面说的那个老人，用四逆汤，附子、干姜、炙甘草，3剂药胆囊区就不疼了，人也有精神了，这个病不就治好了吗？这是辨证论治的结果。

还有一个比较经典的病例，病人外感咳嗽，因为情志郁怒，咳嗽迁延不愈。就是一个简单的外感，急性支气管炎，抗生素用了4周，效果不好，炎症仍然存在，白细胞没有降下来，持续咳嗽，然后就请我会诊。我认为是木火刑金，主张用四逆散。当时周次清老师还健在，和我同去，周老师肯定了我的想法，然后就用了我的处方。病人服用四剂药后就不咳嗽了，白细胞也降下来了。这是为什么？这就是中医。

中医注重的是什么？知犯何逆，这个"逆"是中医认识的"逆"，不是西医的"逆"，你不要盯着支气管炎，不要盯着白细胞高，你要盯着它是个什么病，是个什么证候，病因病机如何，怎样一个发展趋势。这个病人是因为情志郁怒导致的木火刑金。为什么咳嗽呢？见肺之病，当知木亢侮金，治肺要医肝，你不疏肝能行吗？这个不就是《难经·七十七难》的延伸吗？你知道了见肝之病，也应该知道见肺之病吧？病人咳嗽，情志郁怒，一定要注意到肝的问题，木火刑金不很常见吗？所以，我跟大家强调，我们治疗疾病一定要注意思辨。

前些年，一些荷兰人和我们学校合作办了个中医学校，那时候我去荷兰，中国驻荷兰大使馆有位官员，每次都请我吃吃饭聊聊天什么的，这位先生瘦瘦的，人很好，得了个病，五更泻。他每次回国述职就是开些四神丸之类的药，天天吃着，但从来也没治好过。这就让我产生了一个疑问，所有黎明时分的腹泻都是五更泻吗？试脉，看脉象如何。五更泻一定是什么脉？肾虚脉，双尺脉沉弱。但是这个病人恰恰不是。他左右脉都弦长，特别是两侧尺脉，不沉不弱反弦，而且弦有紧象。我就问他早上腹泻是水样便吗？他说是和水一样，但排气很多，腹胀得厉害。我就在想，这不是风吗？东方属木，早上不是和东方相应吗？他为什么早上腹泻？不就是木郁吗？不就是肝的问题吗？用痛泻要方健脾柔肝、祛湿止泻。当时荷兰那里没有中药饮片，只有免煎颗粒，我说你先吃3剂免煎颗粒试试。3剂药，病人就不腹泻了。关键就是因为他内有风邪。东方属木、属肝，风动，天人合一，晨间泄泻，用痛泻要方，疏肝健脾，病也就好了。我再一次见到他的时候，就发现他胖了，脸上也有了肉。

中医治疗疾病的关键在辨证，你要知道"知犯何逆"犯在哪里了，你都不知道犯在哪里，辨证不到位，知犯何逆没搞清楚，怎么治疗？你知道其逆犯于何处、知犯何逆就能解决问题了。比如我们说治胃，治胃有七法，升、降、温、润、燥、化、清。那么你知道这七个方法胃病就治好了？只有七法可用吗？不是的，你要明白犯于何逆，才知道怎么用。升，脾升胃降；温，胃以温为用；润，胃润化湿，胃燥食滞；燥，脾燥恶湿；化，开化运输，散瘀散结；清，清脾和胃，或者叫清胃和脾、清胃健脾。那么升、降、温、润、燥、化、清七法，很好地放在这里，你怎么知道什么时机用哪种方法？这就是最需要我们去考虑的关键问题。

大约是前年，北京一个小姑娘，在读博士，突然脸肿，鼻子以上、眼睛周围为主，双眼睑红肿，在北京诸医院奔波了将近一个月，没有明确诊断、没有明显疗效、没有找到确切病因。北京几乎所有有皮肤科的医院她都去看过，从协和医院开始，只要有皮肤科，她全都去看了。所有的检查都做了，血生化、肾功能没有异常，抗过敏治疗1周，也没有效果。激素也用了，症状不减反重。然后这个病人信心丧失，拒绝任何治疗，非常烦躁。这个时候我的朋友问我说，能不能开点中药，我就说你把舌头拍照片发过来，舌红少苔，两个眼睑是红肿的，颜面有红斑，就这么一个病人。看了照片以后我就在想，这个病人应该是个什么病？到底应该怎么治？不管是什么病，但证候是有的，马上就能想起处方来。这个位置属脾，需要用泻黄散。我就打电话问，有没有口臭，有没有大便干结？说有口臭，有大便干结。我又问有没有口疮，说有口疮。中医证候确诊无疑，泻黄散证。泻黄散又名泻脾散，是《小儿药证直诀》的方子，治脾胃病，用于脾胃伏火，大便干结，中焦有积热，然后这个病人我们怎么治呢？很简单。泻黄散的药物组成也很简单，大家都知道，主要就是石膏、藿香、防风，它是泻脾散热的一个很重要的方剂，对颜面疾病的作用非常好。我给她用了60克石膏。颜面病我喜欢用丝瓜络，丝瓜络有美容通络的作用，在泻黄散的基础上，我加了丝瓜络，还用了生地，开了3剂药。这个病人吃了1剂药马上就不烦躁了，吃了3剂药以后红肿就开始减退，第二次我给她开的处方就是石膏60克、生地30克、白鲜皮18克、浮萍15克、黄芩15克、牡丹皮10克、升麻6克、丝瓜络30克、地锦草15克。地锦草是我常用的一个草药，效果挺好，可以清肝胆热，又吃了3剂药，病人就好了，症状都消失了，是什么病不知道，但是痊愈了。这就是中医的魅力，"知犯何逆，随证治之"。

第六讲

无证可辨，化浊为先

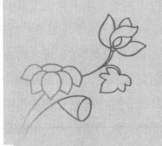

"血浊"这个概念的提出大约是 20 年以前。当时我有一些想法，希望对中医理论的发展有所裨益，就和几个同事还有几个学生商量着写一本书。

我的这些想法主要是两个方面，一个就是"脑主神明"，我认为主张"脑主神明"可以解决现代临床很多问题，而且"脑主神明"也是从古到今一直存在的理论。比如张仲景说"头者，身之元首，人神所在"，《颅囟经》说"元神在头曰泥丸，总众神也"，陈无择说"头者，诸阳之会，上丹产于泥丸宫，百神所聚"，《医部全录》说"诸阳之神奇气，上会于头，诸髓之精，上聚于脑，故头为精髓神明之府"。明清时代对脑主精神神志的认识更有进一步发展，李时珍的《本草纲目》提出"脑为元神之府"，汪昂的《本草备要》说"人之记忆，皆在脑中。小儿善忘者，脑未满也；老人健忘者，脑渐空也。凡人外见一物，必有一形影留于脑中"，王清任的《医林改错》以解剖观察和临床实践为依据，提出"灵性记忆在脑"。再反观出自于《孟子·告子上》的"心之官则思"，以及出自《素问·灵兰秘典论》的"心者，君主之官，神明出焉"，这些观点都是立论于"心为君主"的基础之上。其实，把《内经》置于当时的文化和社会背景中看，或许《内经》本来就认为脑是凌驾于五脏六腑之上的器官。《诗经·大雅·假乐》中的"宜君宜王"，君是指诸侯，王是指天子，是各司其职的。《黄帝内经》成书年代大约是在春秋战国时期，在当时，周朝所辖的诸侯国，如秦、齐、楚、魏等都称为君国，这些国家的国王都叫君主，但君主之上是有天子的，孔子讲三月未见周公，说的是周天子。因为当时各诸侯国都比较强盛，不尊重周天子，周天子如同虚设，显得不重要。脑是天子，是周天子，东周之下有魏、燕、赵、齐、秦等诸侯国，这些是君主。就像在脑的统治下，有心、肝、脾、肺、肾等脏器一样，只不过心的作用比其他四脏更重要一些罢了。因为当时天子并不重要，所以在以各官来类比脏腑时，脑就被忽略了。我曾经说，《内经》中关于脏腑功能的论述或许可以更改为："脑者天子也，主神明而安天下；心者君主之官，从天子而控群臣；肺者相傅之官，治节出焉……膀胱者，州都之官，津液藏焉，气化则能出矣。"这样更符合当时的历史背景，与《内经》的其他论述也没有冲突。我认为，确立"脑主神明"的观点，倡导脑才是人体生命的主宰，才是人身至尊至贵的脏腑，才是人体生命活动的最高统帅，脏腑功能的阐释会更加合理。确立"脑主神明"的观点，可以克服传统藏象学说对脏腑功能及其关系论述的缺陷，重构完善的藏象学说，进而推动中医学理论体系的发展。

我的另外一个想法是基于现代疾病谱系的改变。导致现代疾病的最根本原因，就是血液失去了清纯状态。这种血液的病理状态如何描述，当时我就想是用"毒"好，还是用"瘀"好，还是用"痰"好。后来我的一位学生，周永红博士提出来，她说"浊"最好，我感觉很有道理，就采纳了她的建议。的确，血的这种病理状态用"浊"字描述是最贴切的，血液失去清纯，但既不是瘀，又不是痰，你说血脂高是痰吗？化痰能把过高的血脂降下来吗？不可能。你说它是瘀吗？也不是。你说它是毒吗？血脂是人体必需的物质，怎么会成毒呢？显然不是。而且从全球来看，高胆固醇血症要比低胆固醇血症好得多。胆固醇偏高的国家人的平均寿命要比低胆固醇的国家高得多，欧美国家高胆固醇血症很常见，平均寿命要比非洲贫困地区高很多。能说胆固醇高了就是有"毒"吗？血糖是"毒"吗？也不是。血糖是生命必须依赖的一种能量，代谢不正常，它才成了有害物质。所以"浊"是最贴切的，是中医的术语却表示现代疾病的病理产物，又是现代疾病的病因，和痰、瘀、风等等是一样的，是一种病理概念，也是一个疾病概念、病因概念。

有了这些想法，《脑血辨证》在 2001 年出版时，就提出了一个概念——血浊。《辞海》中的"浊"是混浊的意思。老子说"混兮其若浊"，血浊是血的浑浊或者混乱。浑浊是血的物质构成发生了变化，混乱是血的循行发生了紊乱。总的来说，血浊是指血液受体内外各种致病因素影响，失去了清纯状态，或丧失了循行规律，影响了生理功能，因而扰乱脏腑气机的病理现象。换句话说，血液流变学异常、血液中滞留过剩的代谢产物以及循行障碍等都可称之为血浊，比如高脂蛋白血症、高血糖、高尿酸血症等等都属于血浊的范畴。人体在正常生理状态下是没有血浊的，血浊是血液超过自清、自洁能力后所形成的一种病理状态。血浊一旦形成，浊邪内阻，又扰乱脏腑气机，成为继发性的致病因素，导致百病丛生。后来这些想法又在逐渐地完善和补充，就在近些年又出版了《血浊论》，专门讨论血浊的问题。

提出血浊这样一个概念，是现代疾病谱系变化的需求，我认为是有现实意义的，有理论研究意义和临床实践意义。

第一是为中医现代化提供了方向。我一直认为，可以治疗现代病，能够发展中医基础理论，就是中医现代化，理论表述的现代化是中医现代化的重要组成部分，但更重要的是要有临床效果，能治疗现代病才是中医现代化，从某种意义上讲，运用某种手段能较好干预和治疗现代疾病就是中医现代化。现代疾病大多和血浊密切相关，对血浊进行研究有非常好的发展空间，是真正能使中医现代化的重要路径之一。血浊的提出，符合与时俱进的原则，是中医现代化的直接体现。

第二是为中西医理论结合提供了可行性。 现代科学技术丰富了中医的诊疗手段，把各种现代检测手段应用到中医临床中来，延伸了中医传统诊法望、闻、问、切的"触角"，使抽象的"浊"有了具体而实在的意义，如高血糖、高血脂、高尿酸等都属于血浊的范畴，从而为临床治疗提供了更好的标尺，使现代科学与中医学有了一个切实的结合点。血浊是可以通过现代检测手段来获知的，而且我们可以把血浊量化。血浊的诊断标准我们可以有这么几个思路，一个是单项检测指标诊断，比如高脂蛋白血症，可以按照血脂异常的程度分为轻、中、重度血浊，也可以是集成诊断，高脂蛋白血症、高血糖、高血压、高尿酸血症，按照异常项目数来分轻、中、重度血浊。这些我们可以在临床中摸索，积累经验，到底哪一个坐标体系来诊断血浊最好。量化以后，我们再考虑分别用什么药，可以很好地解决现代疾病治疗的临床问题。血浊理论可以把宏观医学与微观医学有机结合，为中医科研提供了更广阔的思路与空间，也为中西医从理论上进行结合提供了可能。另一方面，中医没有疾病学，只有症状学，而血浊早期恰恰就没有症状，但身体已罹患疾病。那怎么办？可以借鉴西医学的疾病学，中医引入了西医的疾病学，这就是中西医结合。中医以前没有疾病学，现在有了疾病学，所以血浊是中医理论和现代病理的联系纽带，血浊可以作为中西医结合的桥梁，中西医理论结合的一个切入点。中西医结合是一座内涵丰富的矿藏，血浊就是探矿打的第一个洞。

第三是为提高现代病的中医临床疗效奠定了基础。 血浊这个概念的提出，符合中医学发展的固有规律，符合中医学的传统理论，为中医治疗现代疾病提供了思路，一定会提高中医治疗现代疾病的临床疗效。浊在血脉之中，就像污物在江河中一样，要使江河清洁、流畅，必须清除污物；要祛除血中之浊，必须采用清化通利的方法，血浊消除了，血脉就通畅了，疾病得到救治，疗效就会提高。

第四是为"治未病"提供了落脚点。 随着医学科学的发展和进步，医学界越来越关注到对疾病的预防以及早期治疗的重要性。"治未病"是中医学具有代表性的学术思想，充分体现了先进的预防医学理念。"治未病"不仅能够提高人类的健康水平与生活质量，而且可以大幅度减少卫生支出。但是问题随之而来，如何把"治未病"的思想落到实处，提高它的临床意义，这已经成为困扰当今中医界的难题之一。现代疾病的主要病因是精神因素、环境污染和不良生活习惯，而这些因素都可导致血浊的产生，血浊形成之后，必将导致血液的濡养、化神功能失常，并进一步加剧气机紊乱，而且会和痰、瘀、毒胶结相兼，对疾病的发生、发展、预后产生重要影响。血浊不仅是各种现代疾病的重要病理基础，形成之后又会作为继发性致病因素，加重病理变化，所以说血浊是介于健康与现代疾病之间的病理枢纽，阻断这个枢纽正是阻断健康向疾病发展的关键，也是中医"治未病"的落脚点。从血浊出发，论治现代疾病，可以达到未病先防、既病防变的目的，有非常重要的预防医学意义。

第五是为心身疾病的治疗提供了新的思路。当前时代的发展，出现了新的主流病因，环境因素、不良生活习惯、精神因素成为最为重要的致病因素，疾病谱系也就相应地发生了新的改变，心身疾病呈逐渐增多趋势。心身疾病是一组发生发展与心理社会因素密切相关，但以躯体症状表现为主的疾病。而前面所说的三大致病因素都可通过多种环节作用于机体，影响血的化源，形成血浊，进而对全身脏腑组织产生不良影响，导致心身疾病的产生，加重它的病理过程。更重要的是，血浊理论在病机层面进一步密切了血和神的关系，认为血浊不清可以直接导致神机失灵。因此，围绕血浊展开的病机和治法方药研究，可以帮助我们合理挖掘、总结中医的形神兼治策略，更好地在治疗层面体现"形神合一"理论，为当代心身疾病的治疗提供新的思路。

第六是深化了中医基础理论。血浊理论对中医基础理论的深化与发展，很重要的一个方面就是分化了传统血瘀病机，契合现代临床的需要。当前，临床上往往有很多疾病如原发性高血压、糖尿病、冠心病等，在早期或很长一段病程中都没有明显血瘀症状可辨，如果能实现血行迟滞从广义的血瘀中分化出来，并进行系统研究，既可以补充中医对从正常血行到血瘀的过渡病理阶段的认识，又势必增强中医对这些无症状疾病干预的目的性和准确性，实现传统血瘀治疗的分化，深化中医对"治病必伏其所主"的认识。事实上，很多临床医生在治疗时已经注意了活血法的差异性运用。比如说就活血的效力而言，就有"和血""活血""破血"的区别，只是这种差异性的用药规律研究在广义的血瘀理论体系中非常容易被忽视，血浊理论的提出，有助于深化中医基础理论对血病的论述，细化对血病的治疗策略，充分契合现代临床需求。现代大多数疾病，比如心脑血管病、内分泌疾病、痛风、糖尿病、高血压、高脂血症、冠心病、脑梗死……都和血浊有关系，病因非常确切，就是血浊。血浊可以走向瘀滞，也可以走向清纯。血浊严重了，极度血浊的结果一定是血瘀。血浊阶段恰恰是我们治未病最容易介入、中医治疗最有效的一个阶段。在这一个阶段进行干预，将会降低心脑血管疾病的发生率，等到血瘀的时候再干预，"譬犹渴而穿井、斗而铸锥，不亦晚乎？"唯有血浊的时候进行干预是最好的。血浊这个病因的发现，是临床医生对基础理论发展的一个重大推进。

第七是丰富了辨证论治体系。辨证论治的观点最早形成于张仲景的《伤寒杂病论》，其中提出"辨脉证论治"的观点，后世医家又进一步完善采集证据的过程和手段，系统地提出了望、闻、问、切四诊合参，我们今天所说的辨证论治中"证"的概念才得以完善。目前比较公认的"证"的概念，是指疾病发展到某一阶段所表现出的病因、病机、病位、病性、病势等全部信息。随着我们对疾病本质认识的不断深入，我们能够认识到的"证"的信息量也在不断增加和深入，要发展中医，发展辨证论治的观点，就要从中医的角度更加深入地认识疾病的本质，就要进一步扩大"证"的信息量。无论是四诊合参的结果，还是病人所表现出的症状、体征以及西医学的生化检查指标、影像学检查结果、病理报告、各种纤维镜内窥镜检查报告，甚至分子生物学水平、基因水平的结论等，只要是有利于我们认识疾病本质的信息，都可以纳入"证"信息量的范畴。只有这样，我们才能从中医的角度更加深入准确地认识疾病的本质，在通过反复和严谨的临床实践工作的检验后，更加准确地认识已知的证型，提出创新的证型及病理产物、致病原因或新的学说、新的病因病机，以指导进一步的理法方药。血浊理论的提出，丰富了我们认识疾病本质的信息，为疾病的辨证论治提供了新的思路和方法，是对中医辨证论治理论体系的丰富和发展。

针对血浊的治疗，有一个最基本的方剂，是我的经验方，我给它起了个名字叫做化浊行血汤，强调了血浊治疗的两个关键问题，一要行血，二要化浊。这个方子的药物组成包括虎杖、荷叶、焦山楂、草决明、制水蛭、何首乌6味药。何首乌，有人说对肝细胞有损伤，我们注意就是了，不要用得太多，但也不要因噎废食。何首乌清化血浊的效果很好。这个方子在《脑血辨证》里就有，在临床应用的时间比这本书的出版时间更早一些。起初这个方子还有赤芍药、路路通、酒军，共9味药，后来考虑到它的普适性，就精简成现在的6味药。

当年我在烟台工作，有位朋友，高高的个子，顿顿喝酒。一天2斤，中午1斤，晚上1斤，重度脂肪肝，肝功能也出了问题。他就来找我，说工作应酬离不开酒，问我怎么办？我问他不影响喝酒的情况下，能坚持喝药吗？他说没问题，再苦、再多的药也能喝。我说那好，我给你开药。从那时候开始我就摸索着搞出来了一个祛脂护肝丸，现在烟台中医院还在做。这个药有降血脂的作用，治疗脂肪性肝病、酒精性肝病的效果非常好，大约吃一两个月，就都没问题了，处方就是在化浊行血汤的基础上，又加了一些其他的药，为了方便服用，做成了水丸。

高尿酸血症，我也有一个治疗效果很好的方子，也是以化浊行血汤为基础的，加一些利尿药，有几个药大家可以用，虎耳草、徐长卿和珍珠草，这3味药对尿酸高的病人有作用。如果小便量偏少，可以加白茅根、车前草；如果小便量正常，就用化浊行血汤加前面那3味药就可以了。

如果病人血糖、血脂都高，可以在化浊行血汤的基础上加葛根、苍术、玄参。苍术是施今墨老先生化湿降糖常用的药。葛根、玄参用量要大，都是30克。如果有红曲，加30克红曲降糖作用会更好。

再就是肥胖，也可以用化浊行血汤。我有一个朋友，30岁，身高不到1.8米，115公斤，现在降到了90公斤。我给他做了水丸，就是以化浊行血汤为基础，又加了活性炭，活性炭有吸附作用，还有大生地、火麻仁、酒军等。他有严重的脂肪性肝病，一边运动一边吃药丸，体重降下来了，脂肪性肝病也好了。

我给大家讲这些只是抛砖引玉，启发大家的思路，大家以后可以用这个思路治疗更多的疾病。

我曾经请我的学生们准备了一些血浊的病案，发现血浊有一个很大的特点，就是脉无定象，没有一定之规，什么脉都有，但是确实存在血浊的问题。所以我就提出，没有症状，化浊为先。为什么化浊为先呢？现代疾病大多和血浊有关系，但没有症状可辨，病人血脂高，他吃得饱睡得着；或是血糖高一点，他没有乏力、没有尿频、没有多食，什么症状都没有，然后你查他的脉，从容和缓，什么问题都没有。但是他有没有病？高脂蛋白血症、高尿酸血症他都有。怎么办？化浊为先。

所以我强调"无证可辨，化浊为先"。血浊作为一种潜隐性致病因素，常常伤人体正气于无形之中，导致很多无症状性疾病的发生。无症状疾病是指临床没有特异性症状和体征的一类疾病，前面所说的未病态和糖尿病、高血压、高脂蛋白血症、高尿酸血症这些现代疾病，往往都没有明显症状。而中医的辨证治疗，是把望、闻、问、切四诊所获得的资料进行综合、分析，以辨别疾病的原因、性质、部位以及邪正关系，并进行相应地治疗。无症状疾病因为缺乏症状而有别于其他疾病，在临床辨证方面存在一定难度，针对这种困境，我提出"无证可辨，化浊为先"，也就是说在疾病早期，症状不明显、舌脉如常的时候，先行化浊。只有重视清化血浊，才能做到防患于未然，消弭疾病于无形之中，未病先防、既病防变，实现"治未病"的目标。

这就是20多年来我提出"血浊论"的缘由和推动的过程，也是我强调"无证可辨，化浊为先"的原因。血浊是现代中医学基础理论的一个重大发展，但它不是我自己提出来的，它是一个时代中医理论发展的总结。只是有人称之为"浊毒"，有人称之为"毒瘀"，等等，现在大家的想法有些混乱，我觉得这有必要形成一个共识。血液失去清纯了，变浑浊了，就这么回事，很简单。这个很简单的道理，又通俗又易懂，但我们大家对它的关注还是太少。

血浊理论是一个时代的集体创新成果，它必然进入教科书，必然会一统天下。死亡四重奏不消，血浊理论必定胜出。现代疾病有死亡四重奏——高血压、高脂蛋白血症、高血糖和肥胖，这四重奏的病因，主要就是血浊。我们要打败这些现代疾病，就要把血浊认识清楚，并对血浊进行有效治疗。血浊覆盖面很广，我们可以用清化血浊法治疗很多疾病。

新的疾病谱系需要有新理论提出，新理论需要有一群人来完善它、丰满它。这一群人就是在座的各位，靠我一个人肯定不行。血浊是全新的中医病理学概念，是和现代疾病的发生、发展以及预后有极密切关系的一个概念。血浊是中西医结合的桥梁。我希望你们认识到血浊理论的深刻含义，和我一起把它发扬光大，血浊理论一定会出现在《中医基础理论》的教科书中。提倡和发展血浊理论，也是在践行"未病先防、既病防变"的原则。

择方选药，以平为期

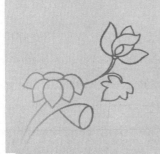

接下来我们探讨一下用药的问题。关于用药我提出两个原则：一是"立意择方，精准选药"，二是"补偏救弊，以平为期"，前一条是选择用药的过程，后一条是要实现的治疗目的，我们把它精练一下就成了我讲的临证最后一步——择方选药，以平为期。把这些讲完，就构成了临床医生的思维、诊断、治疗的全过程。从坐下来，平心静气，"必先岁气，无伐天和"开始，一直到把处方开出来，实现治疗目的。这也就是当一个医生，从病人进来就诊，到给病人诊治结束的一个过程。

择方选药其实是我们临证思维过程的最后一个落点，这个落点是什么？就是病人到底应该用什么药，应该怎么用药。《孙子兵法》说"兵无常势，水无常形，能因敌变化而制胜者谓之神"，这充分体现在我们用药上。学好中医不容易，我们开一张处方很快，但是要有前面那么一大堆思考内容和思考过程，我今天讲了整整一天，最后落实到处方用药上，这是最要紧的，因为我们治疗疾病是要求有疗效的。

"立意择方"是先立意后择方，你先要有一个想法，先立意，再来选择方子。这个想法是怎么来的呢？这个意如何来立呢？今天我前面讲的那些都关乎于立意，包括试脉、问诊、思辨过程、天人合一、明察标本等等。

《素问·至真要大论》里有段话大家应该都会背，"寒则热之，热者寒之，微者逆之，甚者从之，坚者削之，客者除之，劳者温之，结者散之，留者攻之，燥者润之，急者缓之，散者收之，损者温之，逸者行之，惊者平之。上之下之，摩之浴之，薄之劫之，开之发之，适事为故"。总共23个"之"。这23个"之"就是最完美的立意。比如说"留者攻之，燥者润之"，大便干结，补气也好，泻下也好，"润"字肯定不能忘记。老年人便秘，无论是气虚，还是阴虚，抑或是血虚、阳虚，润肠药肯定少不了。为什么？不燥大便能干结吗？燥者润之，燥就需要润，这是颠扑不破的真理。

李克绍老师讲《伤寒论》，栀子豉汤，主治虚烦。他问我们虚烦是不是火？我说虚烦怎么能是火？他说怎么不是火？烦字是火字旁，虚烦也是火。搞明白了，一句话，虚烦也是火，也要清火，但是要补虚，你要用淡豆豉，它可以入胃，可以健脾，再加点炒山栀清火，《伤寒论》哪一个方剂不值得研究、不值得推敲？说起来很简单，但又复杂得很，中医理论富含辩证法思想，要好好揣摩。

中医治疗的特点不是对抗，而是疏导，"热者寒之"，不是对抗热，而是疏导热。搞清楚这一点，我们的治疗没有对抗，只有疏导，只有引导，只有调整，只有来找平。找平的目的是什么？阴平阳秘，也就是"补偏救弊，以平为期"，通过补偏救弊，来达到阴平阳秘，实现"以平为期"的治疗目的。

立意为先，要"理明意确"，才能搞清楚应该用一个什么方子。中医讲究的是调和。《黄帝内经》23个"之"字就是用来强调"适事为故"，恰到好处，和合致极。齐王问晏子，说有个人天天跟随我，他和我好吧？他和我是和合之心，晏子说这是错的，这是同而不和。什么叫和呢？晏子说："和如羹焉，水火醯醢盐梅以烹鱼肉，燀之以薪。宰夫和之，齐之以味，济其不及，以泄其过。君子食之，以平其心"（《左传·晏婴论和与同》）。这就是"和"。再简单一点，就是孔子讲的"君子和而不同，小人同而不和"。和是什么？"和"字在甲骨文里面是和声，表示吹奏多个芦管编成的"排笛"，造成不同声部的乐音美妙谐调共振。是我们大家一起唱歌，高音部、中音部、低音部，不同的声音组合在一起，形成美妙的和声。而"同"呢？覆盆一口，盆子扣过来，里头一张口，说明什么？一个人说话，不讨论不研究，永远是一言堂、一种声音。什么叫"和"，大家记住了，"济其不及，以泄其过"。我们要把食物做得平和起来，它的不及要补上来，它的太过要去掉，然后君子食之以平其心，这才是美味，这就是"和"的思想。我们中医非常强调这个"和"的思想。

有了立意以后就要择方，择什么方？就是要有个底方，有个基础方打底，有了基础方打底以后你就可以选药了。选药的时候，除了强调立意为先，意理明确之外，还要注意药物作用要协同合理，配比恰当，以及疗效确切，安全可控。

至于处方大小，可以随证而定，但组方一定要法度严明。我们的处方可能是3味药，可能是4味药，也可能是几十味药。我有时候会开大方，这个方大到什么程度？40味药左右。我的这种大方只有一个用途——做丸药。怎么做呢？我会把一些体积比较大、重量比较轻的草根树皮类的植物药集中到一起，浓煎几个小时以后过滤，把剩下的浓汤再煎煮，浓缩了以后烘干成粉，这是一部分；再把另一部分中药打成粉，这可能会是一些价格比较昂贵的药，比如冬虫夏草、藏红花、鹿茸等等，或者是一些补益类药物，比如党参、黄芪或石斛之类，和上面浓煎后烘干制成的药粉调和在一起，制成水丸，给一些需要长时间用药的慢性病病人，特别是肿瘤病人使用。我的大方丸剂基本都是这么开的，浓缩的煎剂和直接打粉的中药一起配制成水丸，然后装瓶给病人服用，这样可以减少每次服药的药量，也方便携带，效果也不错。你们以后都可以试试，很简单，比如说病人心律失常，我们开出个 30 味药的处方，把一些重量轻体积大的药，比如红景天，煮后浓缩，再加上一些像珍珠粉、红参之类的药，一起打成粉，做成水丸给病人吃，效果很好。大方丸药，药味虽多，但作用靶向明确，呈多效性微调机制。多效性微调机制是丸药配方的一个基本思路，比如处方里有 30 味药，分为 10 组，每一组药都对病人机体的不同问题进行微调，这就是多靶向的微调机制，是丸药组方的基本原则。这是因为大方丸剂主要用于慢性的复杂病，复杂病导致机体失衡的因素很多，往往存在寒热错杂、虚实兼夹、邪恋正衰等等情况，这时候就需要庞杂的处方，药物必须有多个功能组成一个功能群，产生复合作用，才能针对多个靶点、多方面的致病因素而取效。这个功能群要像一个团队一样，各司其职，法度严明。古方中有一些效果很好的方剂，药物组成就很繁杂，比如鳖甲煎丸、苏合香丸、安宫牛黄丸等等，往往都有数十味药，但配伍非常严谨。

我开小方也很多，我有一个病人，这个病人其实是一个胎儿，他在妈妈肚子里的时候胆囊不断地长大，长到 6.5cm 了，比正常胎儿要大很多，上海有个从美国回来的著名医生，可以做胎儿手术，但是联系后说要排队到四个月之后。当时胎儿已经七个月了，四个月以后早出生了。家属就问吃中药行吧？我就开了个小方子，总共 4 味药，给胎儿妈妈服用，吃药大约 1 个周，胎儿胆囊回缩到正常大小了，这个问题就解决了。我用的这 4 味药，都是成人量，10g 左右。我当时得出来的结论就是，中药可以进入血脑屏障，也可以进入胎盘屏障，所以我们给孕妇用药的时候一定要慎之又慎，因为它对胎盘、对胎儿的影响太大了。后来我的学生写文章，查文献看到有资料说郁金对孕妇不好，但现在这个小孩两岁了，已经满地乱跑，非常健康活泼。所以也不要因噎废食，哪个中药没有毒？但是能治好病，这不很正常吗？西药没有毒吗？有报道说阿托伐他汀钙片一类的调脂药造成动脉硬化比胆固醇还快，你是在吃阿托伐他汀钙片还是在吃胆固醇呢？但我们一定要注意，用药要谨慎，要关注最新的学术动态，西医知识要跟得上，中医知识要深得下。中医药知识深入研究到古代文献之中去，上下五千年；西医药知识跟得上，了解最前沿的学术动态，纵横八万里。这样才能做到运筹帷幄，决胜于千里之外。

制方还需要注意的一个问题是剂量合适，因变而变。方之道，变也；方之术，变也；精于方者，变也。一定要学会变化。柴胡桂枝各半汤可以治疗儿童癫痫，部分性发作和全面性发作都可以用，用于儿童多动症、抽动秽语综合征，治疗效果也很好。抽动秽语综合征现在很常见，病情最严重的也是大约一个月左右就可以基本控制。中医药疗效确实不错，但统用一方，不变化行吗？我在讲经方应用的时候说过，第一是方证相合，经方可以直接使用；第二是方证稍异，经方加减，随症微调；第三是多证并见，经方合用，临证而改；第四是经证时病，经方合时方，古今相合；第五是经证时病，经方合西药，中西相合。变化肯定要有，但万变不离其宗，就是要有基础方，要有个底方，有底方以后你再来选药，这就非常好了。

我还想谈谈关于君药的问题。我的看法是，大家不要拘泥于君药，不要拘泥于处方的君臣佐使。我认为君臣佐使局限了我们在临床上用方的思路。为什么这么说呢？很简单，《神农本草经》是我们最早的一个用药依据。很多老医生根据《神农本草经》的药性用药，效果非常好。比如刘惠民老先生给毛主席治感冒，用的是大青龙汤加山药，两剂药，花了几毛钱。刘惠民老师，我们的老院长，学术泰斗，两次陪毛主席出国，当毛主席的保健医生。刘老为什么用山药呢？《神农本草经》讲得很清楚，山药"除寒热邪气"，所以他就选择山药，效果非常好。刘老的处方虽然药味很少，但每一味药都值得掂量，每一味药都是很重要的，所以我说不要拘泥于君药。《神农本草经》说"上药一百二十种为君，主养命"，主养命的药就是君药，中药 120 种为臣，主养性；下药 120 种为佐，主治病。上品 120 种主养命，这就是君药，我觉得这个观点太对了。《素问·至真要大论篇》说："主病之谓君，佐君之谓臣，应臣之谓使，非上中下三品之谓也。"记住后边有"非上中下三品之谓"，这一段成书时间应该比《神农本草经》晚，《黄帝内经》认为《本经》说错了，错在什么地方？讲得很清楚，说主病的就是君，没有上中下三品的说法，可是《本经》究竟讲错了没有？《本经》认为养命就是君。是治病重要还是养命重要？《黄帝内经》犯了一个和西医学一样的错误，只关注了病，没有关注人，这个问题在中医界一直没搞明白。《黄帝内经》讲"主病之谓君"，《黄帝内经》是中医的始祖，但经典就不可怀疑吗？如果"心主神明"完美无缺，我就用不着写《脑血辨证》了。张仲景的《伤寒杂病论》一句《黄帝内经》的话都没有用，但他的辨证方法、他的处方用药指导临床数千年。所以我们不要拘泥于君药是什么,不要去琢磨它是治病还是减轻什么症状,而是针对病人的整体状况,或者是扶正固本,或者是治标祛邪,只要能养命就是君药,不要拘泥于君药是什么,造成你开方的时候思想混乱,搞不清楚哪个是君药,君臣佐使是怎么来的?不知道。所以我要给大家分析一下这个问题。李杲的《脾胃论》说:"君药分量最多,臣药次之,使药又次之。不可令臣过于君,君臣有序,相与宣摄,则可以御邪除病矣。"他认为分量最多的就是君药。耳聋左慈丸中磁石我用 100 克,是君药吗?黄土汤,灶心土就是君药?我用 200 克,用作是佐药。因为君药是重视养命的,这个药不是养命,对吧?所以我跟大家讲,很多人认为谁量大谁就是君药,不要这么去考虑,还是认为哪个药养命就是君药比较好。清末名医陈莲舫五次进京给光绪帝诊病,名震一时,他曾给光绪开了这么一个方子:潞党参两钱,生白芍一钱半,野於术一钱半,白茯神三钱,焦夏曲一钱半,炙甘草五分。引用桑寄生三钱,陈橘络五分。这个方子中白茯神和桑寄生用量最多,你们说这是君药吗?可见李杲的说法值得推敲。也确实有人不同意此说,比如说张元素说力大者为君;张介宾说对症药为君;《苏沈良方》说主病者专在一物。到底君药怎么定呢?是治病的,还是养命的,还是祛邪的,抑或是扶正的?不要过于纠结,不要为这个事影响了处方用药。

　　再一个问题就是援药的使用。援药的概念是我 20 年前提出来的,我提出方剂组方原则五个字——君、臣、佐、使、援。援药,我给它的定义是:现代药理研究证实,有明确作用靶点的传统药物。比如徐长卿,现代药理研究证明,徐长卿有明显镇痛作用，可以延长疼痛反应时间，提高痛阈和镇痛率。徐长卿能止痛，牙痛可以用，头痛也可以用，关节痛还可以用，不管辨的是什么证，加上徐长卿30克就有减轻疼痛的效果，这就叫援药。我用援药的依据是什么？是近数十年现代药理研究成果，研究者们提取了药物的有效成分，明确了它们的作用靶点，有了明确作用靶点，就可以作为援药使用。使用援药的时候注意，要药精力专，药味少，药量大。比如丹参用于安眠，药量一定要60克以上，否则它就治不了失眠了。有瘀血状态的冠心病病人睡不着觉，就在处方里加上丹参60克，这个时候使用丹参不是辨证用药，而是援药。白芍也可以安眠，用量需要45克以上。上海的王翘楚先生，用花生枝叶治疗失眠。白芍和花生枝叶这两个药对失眠都有不错的作用，这都是经过现代药理研究证实了的。那么我们遇到失眠的病人，就可以用45克白芍加上花生蔓子，煮水给他喝，就能安眠。我现在治疗失眠都不是用炒枣仁，而是用白芍，效果挺好，你们也可以试一试。使用援药还要注意的就是用援不欺主，不要功高盖主，怎么用援药？要在辨证的基础上用，你不能随便把几个援药加一起就用上去了，肯定效果不好。所以用援不欺主，不要欺负主人，主人是谁？君臣佐使，人家是主，是补偏救弊、养命养性之药，援药只针对一个靶点而专用，所以不能欺主。火热牙痛的病人，用大黄黄连泻心汤，非常好，再加上30克徐长卿，疼痛立止，徐长卿就是援药。我用生脉散加味治疗心律失常，人参、麦冬、五味子，我会加什么药呢？炒枣仁、生龙骨、红景天。炒枣仁是养心血的，养心第一药；生龙骨是镇静安神的，这都是辨证加减。但是，红景天是抗缺氧性心律失常的，是援药。去西藏的人都会吃红景天，解决低氧问题。用红景天治疗缺氧性心律失常，这就是援药。青蒿素就是经典援药，对吧？我有一本书——《王新陆内科治疗经纬》，是华夏英才基金赞助、科学出版社出版的，里面有很多援药，大家可以借鉴。你们要多阅读文献，关注现代药理研究成果，积累自己临床使用援药的经验。

接下来我们谈谈精准选药。精准选药，需要注意这样几个问题。**首先是熟知传统中药**。熟在什么地方？熟在药物细微差别。比如说地龙，广地龙和沪地龙有什么区别？它们在形态上有什么区别？在功用上又有什么区别？沪地龙个头小，没有白颈，通络作用好，凡是脑血管病，通络用它最好；广地龙个头大，都有个白脖子，广东产的，清热作用好，治疗热痹效果不错。地龙品种的选择决定了疗效。再比如贝母，贝母品种有多少？川贝母用于热咳，平贝母用于阴虚咳，伊贝母咳血多用，浙贝母散结止咳化胶痰，土贝母只散结不止咳。散结，大家都习惯用浙贝母，但是为什么不用土贝母？土贝母散结效果更好，关键问题是土贝母不治咳嗽，它对咳嗽没有用。而浙贝母不但可以散结，最主要的是它对胶痰难咳嘶哑这样的病人效果最好。还有沙参，南沙参和北沙参不同，我在开处方时，南北沙参是分开的，为什么？首先科属不同，北沙参属于伞形科，南沙参属于桔梗科。它们共同的作用是养阴润肺，益胃生津。不同的是北沙参润燥，而且能发散肺气；南沙参益气祛痰。再说一荷九药，荷叶、荷梗、莲子、莲须、莲房、莲心、石莲子、藕节、藕花，功用迥然不同。苍术、白术、山药，这一组药有什么区别？薄荷、藿香、香薷、佩兰，共同作用是什么？

每一个药有什么特点？珍珠母、石决明、生龙牡，这三个又有什么区别？想过没有？主动想，我今天的处方为什么不用生龙牡而改了石决明？珍珠母清心火，石决明清肝火，生牡蛎清胃火，都重镇安神，但是清火针对的脏腑不一样。这些用药的细微差别，在治疗的过程中会体现在疗效上的，所以传统药大家一定要熟悉。

其次是要巧妙使用新草药。巧就是随证使用奇兵，事半功倍，现在有很多新草药，针对不同的疾病，都有不错的疗效。比如我有一个方子，治咽痛的五草汤，佛耳草、鸭跖草、冬凌草、鬼针草、垂盆草各10克，如果加上金荞麦和牛蒡子，就叫金牛五草汤，治扁桃体化脓效果很好，一天疼痛就会减轻，三天基本上就痊愈了。牛蒡子利咽喉非常好，可以用到30克，金荞麦也可以用到30克，特别是病情严重的，成年人咽喉红肿发不出声音来了，用金牛五草汤，很快就好了。再比如治黄疸，我用虎茵五草汤，用虎杖、茵陈，加上鸡骨草、珍珠草和地耳草等等一些新草药。这些方子以后大家都可以试一下，效果都不错。

三是偏方使用要勤。要会用偏方，勤用偏方。比如白酒煮姜丝治疗感冒，儿童受寒感冒了，确定这个孩子是受寒、出去淋了雨回来，那么你就把姜切成丝儿，倒一杯高度白酒，然后点上火让它燃烧，一直烧到酒没有火了，让孩子喝下去，马上就出汗，感冒就好了。酒是发散的，酒燃烧完了酒精没有了，孩子也不会酒精中毒，然后还有姜丝，生姜是温中的，把这个水喝下去感冒就好了。再比如狼毒煮鸡蛋治疗胃癌。就像煮茶叶蛋一样，蛋白凝固了以后把壳打碎，或者直接剥壳放在里面煮，狼毒的颜色是深色的，所以煮出来的鸡蛋颜色也是暗色，然后就把鸡蛋吃掉，最开始的时候只吃鸡蛋，狼毒有小毒，是有毒的东西，吃 10 天左右以后，如果没有不良反应，就可以喝煮鸡蛋里的狼毒水。我治疗的这些病人没有一个中毒的，大家都很好，你们可以试试看，狼毒煮鸡蛋，对胃癌手术后的病人效果很好。吃狼毒煮鸡蛋的胃癌病人，手术后到现在，生存时间最长的已经是 27 年了，我的一个表哥手术后吃了两年狼毒煮鸡蛋，现在已经是术后十几年了，生存状态良好。无花果叶子可以治疗扁平疣。薏苡仁也可以治疗扁平疣，每天喝两碗薏苡仁粥，再把薏苡仁用 75% 的酒精泡上一个周，外用涂抹患处，扁平疣很快就好了。所以偏方要会用、要勤用，往往能解决很多问题。

药物的剂量问题也很重要。我们常讲传方不传量，疗效好与不好，区别不一定在方上，而是在量上。大约是 20 世纪 80 年代初期，我到南京中医学院去跟邹云翔老师查房，邹老师有个研究生就问我，为什么老师开的方效果都很好，我开的方效果就不是很好呢？大家知道邹老师是我们国家中医界治疗肾病的泰斗，治疗效果确实不错。后来我看了半天，我说你用药和老师没太大差异，关键问题应该是你的处方药物用量和老师不一样。某个药用于这个病人可能量很大，但用于另一个病人量就小了，要及时根据病人的情况来调整剂量。药量变了，方意就变了，这方面的鼻祖就是《伤寒论》，学习《伤寒论》要特别注重药物用量。桂枝汤调和营卫、解表止汗，用于风寒表证；但桂枝加桂汤就温通心阳、平冲降逆，用于治疗奔豚。两者的区别非常清楚，桂枝汤倍用桂枝就成了桂枝加桂汤，药量的变化导致整个方剂的功效产生了变化。我们再看玉屏风散，它是元代危亦林《医方类聚》中的方子，黄芪 2 两、白术 2 两、防风 1 两，治疗气虚伤风，它的作用是益气固表，但是金代刘完素《素问病机气宜保命集》的白术防风汤，同样也是这三味药，但药量变了，黄芪 1 两、白术 1 两、防风 2 两，用于治疗破伤风后自汗不止，主治功能全都变了。药物剂量会改变方剂的作用，更重要的是剂量决定了疗效。《伤寒论》中的小承气汤、厚朴三物汤、厚朴大黄汤也是这样，三个方子都是由厚朴、大黄、枳实三味药组成相同，但剂量不同，功用就不同了。所以我们一定要知道，看古代医案的时候要注重剂量，不要看看处方里的药物就万事大吉了，一定要看药物用量，药量非常重要。《摄生众妙方》中的定喘汤，用白果 21 枚，有人作药理试验，把白果减量三分之一，定喘汤就没有定喘效果了，小白鼠就不点头了。得不到小白鼠的首肯也是不行的，药物没法上市。奇怪吗？不奇怪。药量是个关键问题。肠粘连有个特点，夜间腹痛厉害，一入夜就疼，大家都知道要用当归和赤芍，可是为什么效果不好？量小了。我治肠粘连，基本上当归都用 45 克，赤芍也用 45 克，有时候用到 60 克，30 克都不管用，用到 45 克以上才管用。儿童的抽动秽语综合征，蝉蜕要用到 30 克效果才好。我刚刚讲了柴胡桂枝各半汤治疗抽动秽语综合征，大家记下来了，现在我再提醒大家，加上蝉蜕和僵蚕各 30 克。如果孩子很小，四五岁就减量，但七八岁以上的小孩用这个量一点问题都没有，僵蚕很安全，蝉蜕也很安全。穿山龙、青风藤治疗风湿，有类似于糖皮质激素的作用，这是很多医生喜欢用的，但穿山龙和青风藤一定要大于 30 克。

黄连降血糖，仝小林的经验是大于 30 克。益母草利尿，药量要大于 60 克。单味茜草煮水治疗口疮，要用到 30 克以上，小于 30 克无效。但量大量小，有这么几个问题要注意，第一是要因人而异，第二是剂量递增，第三是选证要准确，第四是要注意安全，第五是要重视炮制。炮制不到位是会出问题的。我们学校有个博士自己开了几个中药店，他学火神派，用附子、肉桂，开始的时候人家经常投诉。后来他发现问题了，自己去四川买药，买回附子以后自己煮，煮五个小时，他就亲自看着煮，然后再晒干、切片入药，这样就没毒了，非常安全，量大量小都安全了。这就符合附子的药性。如果没有自己去采买，没有亲力亲为去炮制，炮制不到位，用量大了就非常危险。所以如果以后你们自己开诊所，我建议一定要亲力亲为自己炮制。用方之妙在于量，不传之妙也在于量，我刚刚讲的就是药量的一些问题，大家以后一定要重视起来，充分认识到这个问题的重要性。

再一个就是要注重药对的配伍使用，这个问题我就不多说了，药对太多，网上有很多，我习惯使用的药对也很多，我新出版的一本书《医家微言》里，我讲过很多药对，大家如果感兴趣可以去翻翻看。你们以后在临床也可以慢慢摸索、积累经验，创制出自己习惯使用的有效药对。

中成药使用要会。天麻丸可以治颈椎病；乌鸡白凤丸可以保肝，慢性肝损害的人可以吃；大活络丹可以治腰腿痛；摩罗丹可以治疗萎缩性胃炎。数不胜数，这就是中成药，你要会用。

最后我再说一下用药的禁忌。李辅仁先生大家都知道，他是施今墨的嫡传弟子，首届国医大师，治好了无数的病，他用药有五不用，不是说他不用这五类药就不行，而是他不用这五类药一样能治好病。虫类药不用，大剂量不用，峻烈药不用，异味药不用，有毒药不用。五不用限制了用药，但还是可以治好病，这就是水平。我给大家讲的用药禁忌主要有这样几点：第一，牢记"谨慎"两个字，谨慎是什么？特殊人群用药一定要谨慎，女性不用能导致滑胎的药，老年人用药要平和，小孩不用毒药，什么毒药都不要用，小毒也不要用。小孩是稚阴稚阳之体，对毒性反应很强烈，一定要谨慎。第二，春夏秋冬一年四季用药要因时而禁，用热远热，用寒远寒。第三，东南西北不同地域要因地而禁，各地用药的规律和习惯是不一样的。第四，不同民族、不同阶层要因风俗而禁，用药也要入乡随俗。我讲的这些，不仅仅是药物问题，还有一些是文化习俗问题，只有一个目的，就是希望大家在治疗疾病的时候考虑得更全面。我们选方要精、选药要准，还要考虑到药性平和，经济节约，不要给病人造成负担。最终实现的目的就是"补偏救弊，以平为期"。

我今天给大家讲的这些，就是一个临床医生的临证体会而已，希望对大家有些启发。你可能体会很多，也可能只有一点点启迪，也可能有一些人已经形成思维定势，不以为然，这都很正常。仁者见仁、智者见智，永远是这个样。但能有机会把我的所思所想和你们分享，我就感觉非常高兴，谢谢大家！